Aus der medizinischen Universitäts-Poliklinik zu Rostock
(Direktor: Geh. Med.-Rat Prof. Dr. Martius).

Die latenten und maskierten
Nierenbeckenerkrankungen.

Von

Dr. **Th. Hausmann.**

Sonderabdruck aus der Zeitschrift für klin. Medizin. 79. Bd. H. 3 u. 4.

Springer-Verlag Berlin Heidelberg GmbH 1914

ISBN 978-3-662-24059-5
DOI 10.1007/978-3-662-26171-2

ISBN 978-3-662-26171-2 (eBook)

Wohl jeder erfahrene Kliniker und Arzt weiss, dass die sogenannten typischen Krankheitsbilder, wie sie im Buch stehen, mit ausgesprochenen, eine Diagnose ohne weiteres in die Hand gebenden Symptomen, nur einen verhältnismässig geringen Bruchteil ausmachen von der Gesamtheit der zu einer bestimmten Krankheit zuzurechnenden Fälle. Denn einmal fehlen oft auch bei der vollentwickelten Krankheit nicht selten die als charakteristisch geltenden Erscheinungen. So weiss man, dass bei der chronischen Appendizitis, und zwar bei der sogenannten larvierten Form, Schmerzen ganz fehlen können oder an einer anderen Stelle als in der Blinddarmgegend empfunden werden können. Aehnliches kann man von einer Reihe anderer Krankheiten sagen, welche so oft in einer von der typischen abweichenden Form verlaufen, dass sie von einem Kliniker und Arzt nicht erkannt werden, der bei der Diagnosenstellung zu sehr in Abhängigkeit sich befindet von dem ihm vorschwebenden Bilde, von den Kardinalsymptomen oder pathognomonischen Symptomen.

Unter diesen Erkrankungen nehmen diejenigen der Niere und besonders des Nierenbeckens eine hervorragende Stellung ein, ganz gleich, ob es sich um Stein, Nierenbeckenentzündung oder Nephroptose mit ihren das Nierenbecken schädigenden Folgen (Harnstauung im Nierenbecken, Gefässstrangulation usw.) und andere Affektionen der oberen Harnwege handelt.

Um Nephrolithiasis zu diagnostizieren, glauben viele die Kolikanfälle mit Schmerzäusserungen in der Lumbalgegend nicht entbehren zu können, die Diagnose Pyelitis glauben viele nur dann stellen zu müssen, wenn der Harn stark getrübt entleert wird, sich beim Stehen nicht klärt und einen deutlichen eitrigen Bodensatz hat. Und um die Beschwerden als auf Nephroptose beruhend auffassen zu dürfen, verlangen viele charakteristische Erscheinungen, Schmerzen im Hypochondrium und in der Lumbalgegend abhängig von der Körperbewegung und unabhängig von der Nahrungsaufnahme und hochgradig gesunkene palpable Nieren usw.

Das Gros der Untersucher folgt einem Schema in denjenigen Krankheitsfällen, die ausserhalb der speziellen Studieninteressen liegen. So wird die ärztliche Denkarbeit entlastet, es werden aber dadurch eine grosse Reihe hierher gehörender Fälle nicht erkannt, wenn sie in das Schema nicht passen.

Meiner Erfahrung nach verläuft ein erheblicher Teil der Erkrankung der oberen Harnwege atypisch, sozusagen larviert oder maskiert, unter dem Bilde verschiedener anderen Erkrankungen. So hat auch Pal gezeigt, dass die Steinwanderung okkult, ohne jede Schmerzen ablaufen kann. Aber auch die sprunghafte Wanderung des Steins ist oft mit verschiedenen vaskulären (Pulsspannung), muskulären und sensiblen Reflexen verknüpft, die das Bild der Krankheit komplizieren. Sowohl bei der schmerzlosen als schmerzhaften Steinwanderung kommen gastrointestinale Reflexe vor, wie Erbrechen, Stillstand der Darmfunktion und Meteorismus, letzterer als hemmender Reflex auf dem Wege des Splanchnikus. Nach Mackenzie ist dabei ein Sphinkterenkrampf recht häufig, und auch ich habe solche Fälle beobachtet.

Auch Sternberg hat seinerzeit gezeigt, dass die Nephrolithiasis öfters unter gastrointestinalen Erscheinungen abläuft, dasselbe haben bei Pyelitis Langstein, Meyer und Petersen u. a. beobachtet, andere Autoren, wie Schlesinger, Albu u. a. weisen darauf hin, dass die Nephrolithiasis unter dem Bilde eines akuten Darmverschlusses in Erscheinung treten kann. Lindemann, Schlesinger, Cohn und Reiter und andere Autoren zeigen, dass die Pyelitis unter dem Bilde einer Neuralgie des Kreuzbeins oder des Ischiadikusgebietes verlaufen kann. Vanderhoef hat eine Reihe von Fällen beobachtet, wo die Pyelitis in ihrem Fieberverlauf ganz einer Malaria glich und von anderen Aerzten auch für Malaria gehalten worden war. Mirabeau zeigt, dass eine Pyelitis ausschliesslich in der weiblichen Genitalsphäre Symptome machen kann. Langstein zeigt, dass Pyelitis unter dem Bilde einer schweren Meningitis verlaufen kann. Schmidt weist auf den Schmerz in der Ileocoecalgegend in manchen Fällen von Nierenbeckenleiden hin. Dass Nierenbeckenleiden sich lediglich durch Harnbeschwerden äussern können ist bekannt.

Weiter denken nicht alle Aerzte daran, dass eine Krankheit, um sich voll zu entwickeln, oft mehr oder weniger lange Zeit braucht, innerhalb welcher naturgemäss typische Symptome fehlen können. Dies gilt in hervorragendem Masse von den chronischen Nierenbeckenerkrankungen. Ehe es zu einer namhaften Pyurie kommt, geht ein mehr oder weniger langes latentes Stadium voraus, ohne sichtbare Eiterausscheidung. Fairschild, Lavels u. a. zeigen in diesem Sinne, dass eine Pyelitis lange Jahre bestehen könne, ohne Symptome zu machen.

Die Pyurie stellt sicher ein späteres Stadium oder eine Exazerbation einer chronischen Pyelitis dar oder eine sehr heftige akute Pyelitis. Und doch wird infolge eines konventionellen diagnostischen Denkens der Begriff der Pyelitis oft identifiziert mit eitriger Entzündung[1]) und eine Pyelitis nur dann diagnostiziert, wenn Eiterharn entleert wird, was natürlich schon deshalb falsch ist, weil es eine Anzahl nicht eitriger Formen von Pyelitis gibt (s. S. 7).

Es muss gesagt werden, dass die Abtrennung der Urologie als gesonderte Disziplin, dass die Nichturologen, Interne sowohl als Chirurgen, vielfach das Interesse dafür verloren haben, während die Urologen wiederum abseits stehend von der Allmedizin, wie es die interne Medizin ist, es nicht immer vermögen, urologische Probleme von einer breiten Basis aus zu betrachten und zu sehr vertieft in ganz spezielle Fragen und technische Künste oft nicht die Notwendigkeit empfinden, weite Berührungsflächen mit der inneren Medizin zu suchen. Ueberdies wird dadurch, dass die Forschungsergebnisse der Urologie zum überwiegenden Teile heute in den Internen nicht oder schwer zugänglichen Zeitschriften niedergelegt werden — es existieren nicht nur Zeitschriften für Urologie, sondern auch solche für gynäkologische Urologie und chirurgische Urologie —, ein grosses Material der internen Medizin entzogen, und nur sporadisch kommt der Interne mit der Literatur in Berührung, die ihn in urologischen Fragen anregen würde. Immerhin aber sind in letzter Zeit gerade von interner Seite hochwichtige klinische Beobachtungen über die Erkrankungen der Harnwege veröffentlicht worden. Hier möchte ich vor allem Lenhartz nennen, welcher in seiner bekannten Arbeit eine bis dahin von den Internisten fast völlig verkannte, den Chirurgen (Küster, Rovsing) und Pädiatern (Escherich, Heubner) allerdings bekannte Form der Pyelitis beschrieben hat, bei welcher Bakterien ausscheiden (meist Koli), meist saurer, trüber Urin, in schwereren Fällen makroskopisch bemerkbarer Eiterharn oder Blutharn, meist positiver Eiweissbefund gefunden wird, und die unter Fieberbewegungen rezidivierend abläuft. Mikroskopisch werden reichlich Eiterzellen, oft rote Blutkörperchen, massenhaft Bakterien, Schleim und Fibrin gefunden. Der Fieberverlauf ist nach Lenhartz meist zyklisch.

Diese akute fieberhafte Pyelitis zeigt nur mehr oder weniger schwere Allgemeinerscheinungen (Erbrechen, Kopfschmerz, Gliederschmerz, Rückenschmerz) und lokale Erscheinungen, die auf eine Erkrankung des Nierenbeckens direkt hinweisen, so Druckschmerz der Niere bei bimanueller Tastung, Druckschmerz der Lumbalgegend oder tastbare Anschwellung des Nierenbeckens. Diese lokalen Symptome können aber nach der Erfahrung von Schickele, Oppenheimer u. a., wie auch nach meinen langjährigen Beobachtungen vollständig fehlen.

Die Beobachtungen Lenhartz' haben von anderer Seite (F. Müller)

---

1) Ehrhardt und Garrel sagen: unter Pyelitis versteht man die eitrige Entzündung des Nierenbeckens.

Bestätigung gefunden und Anlass gegeben zur bakteriellen Erforschung der schon vor Lenhartz bekannten bakteriellen Aetiologie der Nierenbeckenentzündung (Rovsing, Heubner), wobei als häufigster Erreger dieser Krankheit das Bacterium coli festgestellt worden ist. Ich verweise hier vor allem auf die ausgezeichneten neueren internen Arbeiten von Meyer-Betz, Hess, Scheidemandel u. a.

Ausser der akuten fieberhaften Pyelitis gibt es eine chronische schleichende, deren Symptome zunächst gar nicht an Pyelitis denken lassen. Und auch der akuten Pyelitis geht sehr oft eine latente chronische Pyelitis vorher und folgt ihr, ganz abgesehen von der so häufigen rezidivierenden Pyelitis (Kermauner), wo in der Zeit zwischen den Anfällen ein latenter Krankheitszustand des Nierenbeckens besteht.

Noch häufiger wie die Nephrolithiasis und die Pyelitis ist die Dilatation des Nierenbeckens infolge Harnstauung. Nach Völcker entleert sich das Nierenbecken mit jeder Harnleiterkontraktion vollständig. Ein sicheres Kriterium einer beginnenden Dilatation ist der mittels Ureterenkatheterismus zu führende Nachweis von Residualharn im Nierenbecken. Völcker unterscheidet eine Pyelektasie (Dilatation des anatomischen Nierenbeckens allein) und eine Nephrektasie (Dilatation des anatomischen Nierenbeckens und der Kelche). Letztere führt zur Hydronephrose.

Schon das nicht infizierte Nierenbecken kann Beschwerden veranlassen, vielmehr noch tut es aber eine hinzutretende Infektion, eine Pyelitis, die gerade in einem erweiterten Nierenbecken besonders leicht entsteht.

Es ist wohl a priori fraglos, dass die Erweiterung des Nierenbeckens meist eine Folge der Nephroptose ist, und zwar nicht nur der hochgradigen, sondern auch der geringgradigen, die sich oft gar nicht durch Palpation nachweisen lässt. Diese aprioristische Annahme wird durch die häufigen pyelographischen Befunde von Nierenbeckendilatation bei Nephroptose hohen und geringen Grades durchaus bestätigt. Sie entsteht durch eine vielleicht nur geringgradige Verengerung des Ureters durch Abknickung. Da ist es denn interessant, dass nach den Versuchen von Hess eine experimentell geringe Ureterenverengerung oft eine viel hochgradigere Nierenbeckenerweiterung bedingt als eine starke Verengerung oder eine vollständige Unterbindung, und Mirabeau fand, dass bei Verengerung des Ureters trotz Durchgängigkeit desselben eine viel hochgradigere Hydronephrose sich bildet, als man erwartet. Meines Erachtens dürfte ein vollständiger Verschluss des Ureters reflektorisch eine Hemmung der Harnsekretion bedingen. Die Nierenbeckenerweiterung in ihren extremen Graden, die Hydronephrose, ist längst bekannt, die geringen Grade sind erst in letzter Zeit dank dem Ureterenkatheterismus und der Pyelographie bekannt geworden. Nächst den Chirurgen (Völcker) haben besonders die Gynäkologen dazu beigetragen, die Kenntnis der Nierenbeckenerweiterung zu vermitteln (Stöckel u. a.) und ihre grosse Häufigkeit darzutun. Gravidität und Affektionen im kleinen

Becken (Exsudate, Narbenbildung, Tumoren, Salpingitis) sind sehr häufig die Ursache von Verengerung des Ureters, welche ihrerseits zu Harnretention und Erweiterung des Nierenbeckens führen.

Schon Landau (Berliner klin. Wochenschr. 1888) hat den Zusammenhang von Hydronephrose und gynäkologischen Erkrankungen erkannt und Jolly weist auf die durch letztere hervorgerufene Ureterenkompression unter anderem als Entstehungsursache der Hydronephrose hin. Neuere Gynäkologen (Mirabeau, Schickele) weisen auf Grund der mit Hilfe des Ureterenkatheterismus und der Pyelographie gewonnenen Erfahrungen auf die Häufigkeit der infolge gynäkologischer Erkrankung entstandenen, oft nur geringgradigen Nierenbeckenerweiterung hin. Schickele hat aber auch bei Abwesenheit gynäkologischer Erkrankungen dieselbe oft beobachtet, weiss aber keine Ursache für dieselbe anzugeben. Mir erscheint es fraglos, dass in letzterer Gruppe als ätiologischer Faktor die Nephroptose zu gelten hat. In früheren Jahren wurde mit Hilfe einfacher palpatorischer Methoden nach Nephroptose gefahndet und mehr oder weniger sicher der Zusammenhang vorhandener Beschwerden mit der Nephroptose erkannt. Heute wird vielfach die einfache Methode vernachlässigt, und man entdeckt mit Hilfe komplizierterer Methoden den Zusammenhang der Beschwerden mit einer Pyelektasie, welch letztere oft bloss eine Folge der Nierensenkung ist. Im erweiterten Nierenbecken tritt leicht eine Infektion ein (Hartmann), wie schon Schmidt und Aschoff experimentell nachgewiesen haben.

Ueber den Weg der Infektion sind die Akten nicht geschlossen. Während Opitz, Ahlbeck u. a. eine aszendierende Infektion annehmen, auch da, wo die Blasenschleimhaut vollständig gesund befunden wird, spricht sich Mirabeau wie schon Albarran ganz für eine hämatogene Infektion aus. Gegen eine aszendierende Infektion sprechen vielleicht die Versuche Siebers, welcher an Tieren nach künstlich erzeugter Nierenbeckenstauung Zystitis erzeugte, ohne dass eine Pyelitis sich daran schloss. Doch hat Hess neuerdings nachgewiesen, dass eine freilich unbedeutende Nierenbeckenentzündung aszendierend von der Blase entstehen kann, allerdings nicht auf dem Schleimhautwege, sondern längs der Muskularis und Mukosa des Ureters. Auch Meyer-Betz hält es zum mindesten für sehr wahrscheinlich, dass die Kolibakterien, ohne die Blase zu infizieren, bis ins Nierenbecken heraufwuchern, begünstigt durch die von Aschoff konstatierten buchtenbildenden Längsfalten der Ureterenschleimhaut. Chirurgische Beobachtungen sprechen ebenfalls für die Möglichkeit der aszendierenden Pyelitis (Lindemann). Für die Schwangerschaftspyelitis nimmt Kehrer ein Klaffen der Ureterenmündungen mit Herabsetzung des Tonus der Ureteren als ein die aszendierende Infektion begünstigendes Moment an.

Ob eine gesunde Niere Bakterien aus dem Blut durchlässt und auf diese Weise eine hämatogene Nierenbeckeninfektion entstehen kann, diese

Frage wird von verschiedenen Experimentatoren verschieden beantwortet. Schon Biedl und Kraus haben gefunden, dass Bakterien durch normale Gefässe treten können und nach Injektion in die Blutbahn im normalen Harn ausgeschieden werden, und zwar schon nach einigen wenigen Minuten, auch Rolly hat gefunden, dass die gesunde Niere Bakterien ausscheiden kann. Andere Experimentatoren dagegen (Wyssokowitsch) leugnen die Durchlässigkeit der normalen Niere für Bakterien und Asch hat gefunden, dass nur eine kranke, Eiweiss und Erythrozyten ausscheidende Niere Bakterien durchzulassen imstande ist. Auch Koch und Nötzel halten eine Nierenschädigung für eine notwendige Vorbedingung für den Durchtritt von Bakterien in den Harn. Neuerdings hat Hess einwandfrei nachgewiesen, dass nach Injektion von Bakterien in die Blutbahn in kürzester Zeit Bakterien im Harn auftreten, die Ausscheidung hört aber sehr bald auf. Auch wirkt der normal saure Harn bakterizid (Lehmann, Richter) auf gewisse Mikroorganismen, ein Umstand, der nach Meyer-Betz auch für das Bacterium coli Geltung hat. Jedenfalls dürfte eine Infektion des Nierenbeckens auf hämatogenem Wege in der Regel erst bei vorhandener Harnretention stattfinden und nur ausnahmsweise, bei stark herabgesetzter Widerstandskraft des Organismus und starker Virulenz der Bakterien eine primäre Pyelitis ohne Harnretention zustande kommen.

Ausserdem kommt die Infektion vom Darm aus in Betracht, die ihre Erklärung findet in der von Franke nachgewiesenen engen Beziehung des Lymphapparates des Darms und der Niere.

Franke vindiziert der Obstipation eine grosse Bedeutung bei der Entstehung der Kolipyelitis, während andere Autoren, wie Marcus, Stern u. a. den Zusammenhang zwischen Pyelitis und Obstipation leugnen. Jedenfalls scheint es nach Neisser sicher zu sein, dass die normale Darmschleimhaut für Bakterien ganz undurchlässig ist. Zwar sind nach Conradi normale Organe meist bakterienhaltig, doch kann dieser Befund durch Bakterieneintritt auf dem Tonsillarwege usw. erklärt werden.

Nach Garnier und Simon wird die Darmschleimhaut von Bakterien nur dann passiert, wenn sie lädiert ist. Da nach den Untersuchungen von Padua Bakterien, die in die Pfortader gelangt sind, in der Leber vernichtet werden, andererseits aber Posner nach experimentellem Darmverschluss Uebertritt von Kolibazillen in die Blutbahn festgestellt hat, so muss angenommen werden, dass entweder die Bakterien aus dem Darm zunächst in die Lymphbahn gelangen und von dort in die Blutbahn, oder dass nach dem Uebertritt derselben in die Pfortader nur eine besondere Disposition, wie allgemeine Widerstandslosigkeit bzw. Funktionsuntüchtigkeit der Leber, das Erscheinen der Bakterien in der Blutbahn begünstigen. Demnach kann eine Infektion des Nierenbeckens vom Darm aus entweder direkt auf dem Lymphwege erfolgen oder durch Vermittlung der Blutbahn, also hämatogen.

Ich habe mehrfach bei Pyelitis Urobilinurie[1]) beobachtet, welche mit der unter geeigneter Behandlung schwindenden Pyelitis auch verging. Das spricht dafür, dass gelegentlich die Pyelitis zur Allgemeininfektion führt oder Teilerscheinung einer solchen ist. Da die Ursache der Pyelitis meist eine Koliinfektion ist, so dürfte es sich in solchen Fällen um Kolisepsis handeln.

Die Anschauung Baumgartens, dass der Kolibazillus keine Infektion verursacht, dürfte heute verlassen sein. Lenhartz, Jacob, Brian u. a. haben durch das Blutkulturverfahren einwandfrei eine Kolisepsis begründet, und sind von den Autoren auch Fälle beschrieben worden, wo dieselbe mit Pyelitis, Cholezystitis und Urobilinurie einhergingen. Lindemann hat eine Cholezystitis operiert, wo sowohl in der Gallenblase als im Harn keine Kolibazillen nachgewiesen werden konnten. In einem anderen Falle Lindemanns wurde eine Cholezystitis operiert, die sekundär von einer Kolipyelitis entstanden war. Einer meiner Fälle gehört ohne Zweifel hierher, bei dem aber leider die ambulante Untersuchung der Kranken in der Rostocker Poliklinik und spätere Besuche zu Hause eine bakterielle Blutuntersuchung nicht zuliessen. Die Erkrankung erfolgte, ganz wie in einem von Jacob beschriebenen Fall von Kolisepsis, nach Abort. Nach Jacob kann die Kolisepsis sowohl auf dem Wege des Gallenapparates entstehen, in Uebereinstimmung mit dem schon von Naunyn erhobenen Befund von Kolibazillen bei Empyem der Gallenblase, als auch von dem Nierenbecken aus.

Bei Pyelitis ist nach Scheidemandel das Blut steril in den Fällen, wo eine Allgemeininfektion nicht vorhanden ist[2]).

Nach Oppenheimer teilen wir die Pyelitis in folgende Formen ein:

1. akute: serofibrinöse, eitrige, diphtheritische, gangränöse.

2. chronische: proliferierende, granulöse, zystische, glanduläre.

Daraus ersehen wir schon, dass durchaus nicht immer bei Pyelitis Eiter im Harn vorhanden zu sein braucht, wie die Aerzte und auch manche Kliniker heute noch glauben. Diese Erkenntnis ist sehr wichtig für die Diagnose. Wir finden dann aber verschiedene andere Elemente im Sediment des oft vollständig klaren Harnes.

Nach Oppenheimer wird eine Infektion durch folgende Bedingungen begünstigt: Urinstauung, venöse Hyperämie mit Auflockerung der Gewebe,

---

1) Langstein nennt als Komplikation der Pyelitis der Kinder den Ikterus; Rach und v. Reuss wollen klinisch und ätiologisch Ikterus und Pyelitis zu einem einheitlichen Krankheitsbild vereinigen.

2) Die Gallenblase kann ausser durch Koinfektion auch auf einem anderen Wege durch die Niere in Mitleidenschaft gezogen werden, nämlich durch den von einer Wanderniere ausgeübten Zug, wie Marwedel glaubt, welcher Zug nach Weisker dadurch zustande kommt, dass enge Beziehungen zwischen dem Nierenbindegewebe und der Gallenblase und deren Ausführungszügen besteht. Allerdings hat sich Körte von solch einem Zusammenhang zwischen Wanderniere und Gallenblasenleiden nicht überzeugen können.

Schädigung durch Trauma (Stein), alte entzündliche Zustände, verminderte Schutzkräfte des Organismus.

Nach Völcker ist bei Pyelitis das Nierenbecken erweitert, sei es, dass die Erweiterung das Primäre ist, sei es, dass die Pyelitis das Primäre ist und zur Erweiterung führt. So findet man denn pyelographisch und beim Ureterenkatheterismus die Pyelitis durch Pyelektasie gekennzeichnet.

Die oben skizzierten Krankheitsbilder lassen sich somit sehr wohl durch objektive Untersuchungsverfahren nachweisen, ebenso wie auch die Nierensteine sich nephrographisch (Ureterenkatheterismus, Chromozystoskapie, Pyelographie), darstellen lassen, obzwar ein negatives Resultat der Nephrographie das Vorhandensein eines, z. B. kleinen Harnsäurekonkrements nicht ausschliesst (Klienenberger, Casper). Doch darf sich ein Kliniker zufrieden geben mit der Erkenntnis, dass er mit diesen Methoden die Diagnose zu stellen in der Lage ist? Durchaus nicht. Denn wenn auch ein interner Kliniker, dessen spezielle Interessen sich dieser Frage zugewandt haben, bei allen Kranken systematisch diese Methode durchführt, und unter den so untersuchten Fällen die einschlägigen Fälle herausfindet, wie es z. B. kürzlich Hohlweg getan hat, so ist es doch schlechterdings unmöglich, in allen Abteilungen aller Kliniken und Krankenhäuser alle Kranken systematisch und schematisch dieser Untersuchung zu unterwerfen. Man wird meist nur eine mehr weniger ausgewählte Anzahl von Kranken nephrographieren, pyelographieren, zytoskopieren usw. können. Noch geringer wird die Zahl der ambulatorisch behandelten Kranken sein, an denen die Durchführung dieser Methoden möglich ist. Und die grosse Masse der Kranken im Lande wird eben ambulatorisch behandelt. Und schliesslich müssen wir doch bedenken, dass eine sehr grosse Zahl von Aerzten im Reiche überhaupt nicht die Möglichkeit haben, diese Verfahren anzuwenden. Wir dürfen nicht in egoistischer Weise ausschliesslich an uns selbst denken und die Medizin nach einer Richtung ausbilden, die nur uns und einer kleinen Anzahl von anderen privilegierten Aerzten nützlich ist, dem das Gros der Aerzte und ihrer Patienten aber absolut nicht folgen können. Dass das aber vielfach heute so ist, ist eine empfindliche Schattenseite der glänzenden modernen Klinik!

Es ist Aufgabe des Klinikers, auch einfache diagnostische Methoden zu üben und zu lehren. Methoden, die ihn in den Stand setzen, unter den klinischen und poliklinischen Kranken diejenigen sicher zu erkennen, welche den komplizierten Untersuchungsmethoden unterworfen werden sollen, Methoden, die dem Arzt übermittelt, demselben die Möglichkeit geben, mit mehr oder weniger Sicherheit und Wahrscheinlichkeit selbständig Erkrankungen der oberen Harnwege zu erkennen ohne komplizierte Apparatur, und wenigstens sich Klarheit darüber zu verschaffen, dass die vom Kranken geäusserten Beschwerden und Leiden eben von den oberen Harnwegen ausgehen.

Es muss betont werden, dass nach meiner langjährigen Erfahrung, die Erkrankungen des Nierenbeckens, besonders bei Frauen[1]) überaus häufig gefunden werden können, wenn man nur darauf achtet. Sehr häufig ist die Dilatation, sehr häufig auch die Pyelitis. Denn ausser dem von einer primären Blasenerkrankung (Gonorrhoe, Rückenmarkserkrankungen, Prostatahypertrophie) aszendierenden Prozess gibt es vielerlei Ursachen für eine infektiös-entzündliche Pyelitis. Ich nenne die Schwangerschaftspyelitis, die Menstruationspyelitis[2]), die Deflorationspyelitis (Rovsing, Wildbolz, Sippel), die Pyelitis, entstanden durch Ueberwandern der Infektionserreger von dem Dickdarm auf das Nierenbecken, die Pyelitis, entstanden auf hämotogenem Wege [Furunkulose (Israel), Karbunkel, Angina (Lilienthal), Typhus (Reigner), Scharlach, Panaritium (Riedel) und andere Infektionskrankheiten]. Wenn man erst auf diese Dinge anfängt zu achten, so wird man überrascht, wie häufig die Pyelitis ist und wie sehr oft sie unerkannt bleibt, weil sie eben oft keine charakteristischen subjektiven Erscheinungen macht (s. S. 2) und weil auch der Harn oft nur sehr geringe, nur bei dahin gerichteter spezieller Aufmerksamkeit auffindbare Veränderungen zeigt. Tietze hat einen Fall operiert von Pyonephrose, wo der Urin dauernd frei war von Eiweiss, Eiter und Blut. Die von Liefschütz gebrachte Angabe, dass der Eiweissgehalt bei Pyelitis auffallend hoch ist, ist entschieden nicht richtig. Es fehlt Eiweiss meiner Erfahrung nach oft vollständig und oft wird der Harn so klar entleert, dass eine Sedimentuntersuchung vielfach für überflüssig erachtet wird, das Sediment ist aber so spärlich und wird bei mikroskopischer Untersuchung pathologischer Formbestandteile nur in so geringer Menge und nur bei grosser Aufmerksamkeit gefunden, dass Kliniker und Aerzte, die keine speziellen persönlichen Erfahrungen auf diesem Gebiet haben, an eine Erkrankung der Harnwege überhaupt nicht denken. Lindemann hat ebenfalls nicht selten bei Pyelitis den Harn klar gefunden und Eiweiss vermisst. Das Fehlen von Albuminurie und Eiter bei Pyelitis ist durchaus verständlich, wenn man sich die pathologisch-anatomischen Formen der Pyelitis vor Augen hält (S. 7). In diesen Fällen finden wir aber immer noch mehr oder weniger Erythrozyten. Bei der Nephrolithiasis lässt die Harnuntersuchung oft auch vollständig im Stich, wie Sternberg seinerzeit in einer Arbeit dargetan hat. Doch diese Beobachtungen Sternbergs beziehen sich auf augenfällige Elemente im

---

1) Ich gehe nicht fehl, wenn ich sage, dass von den gesamten Frauen, die wegen Rückenschmerzen, Schmerzen in der Seite, Schmerzen in abdomine oder Urinbeschwerden eine Poliklinik für innere Krankheiten aufsuchen, jede 3.—4. irgendeine Erkrankung der Harnwege hat.

2) Lenhartz und ebenso Scheidemandel haben eine Beziehung des Auftretens einer fieberhaften Pyelitis zur Menstruation konstatiert, und es dürfte die von Riebold beschriebenen prämenstruellen Temperatursteigerungen zum Teil wohl auf einer Pyelitis beruhen. Auch Hartmann hat Fälle von menstrueller Pyelitis beobachtet, wo die Menstruation selbst vollständig ausblieb.

Sediment, gewisse ganz unbedeutend erscheinende, bei nicht darauf gerichteter Aufmerksamkeit meist übersehene Elemente (siehe unten) finden sich fast regelmässig bei Nephroiasis. Bei der Nephroptose und der durch dieselbe hervorgerufenen Nierenbeckendilitation fehlen pathologische Harnbestandteile meist gänzlich und dasselbe kann man von Dilatation des Nierenbeckens infolge Gravidität und gynäkologischen Erkrankungen sagen. Schliesslich gibt es nicht nur interstitielle, sondern auch parenchymatöse Nephritiden selbst schwerster Art, welche ohne Albuminurie verlaufen und wo pathologische Bestandteile fehlen, wie z. B. bei tuberkulösen Individuen. In anderen derartigen Fällen sind pathologische Elemente, wie rote Blutkörperchen und Leukozyten in nur ganz geringer Menge vorhanden, bei vollständig klar aussehendem Harn und bei Fehlen von Albumen. Es muss hier gesagt werden, dass heute der jüngere klinische Nachwuchs, die Assistenten und ihre Diszipeln, zu deren Befugnissen die Harndiagnostik gehört, nicht mehr in dem Masse dem Studium der Harnsedimente Interesse und Aufmerksamkeit schenkt, wie es früher der Fall war. Ist es auch dadurch zu erklären und zu entschuldigen, dass heute die vielen neuen und zeitraubenden Laboratoriumsmethoden, die neuen Aufgaben und Probleme fast ins Unermessliche angewachsen sind und sowohl Interesse als auch Zeit des jungen Klinikers voll absorbieren, so ist es trotzdem zu bedauern, denn es ist auf diesen Umstand zurückzuführen, dass es heute vielfach üblich geworden ist, die Harnsedimente nur dann zu untersuchen, wenn Eiweiss gefunden ist!

So kommt es, dass Erkrankungen der Harnwege öfters vollkommen übersehen werden. Es gehen dann die verschiedensten Krankheiten der Harnwege unter den verschiedensten falschen Diagnosen[1]): Ulcus ventriculi, Hysterie, Neurasthenie, Appendicitis, Rheumatismus — und in der Gutachtertätigkeit — Simulatio!

Es ist nicht allein die genaue Urinuntersuchung, die in den einschlägigen Fällen Aufklärung bringt, sondern es ist auch eine methodische Untersuchung des Kranken selbst, auf die ich zunächst eingehen möchte. F. Müller hat zurzeit in seiner Diskussionsbemerkung zum Vortrag von Lenhartz mit Recht betont, dass die Unterscheidung der fieberhaften Pyelitis von anderen Infektionskrankheiten klinisch grosse Schwierigkeiten bieten kann. Lenhartz selbst weist auf den pneumonieähnlichen Verlauf der Pyelitis hin, und Scheidemandel hat vollständig Recht mit der Beobachtung, dass rezidivierende Fälle vollkommen einer Rekurrens ähneln können. Schliesslich ist in vielen Fällen das Fieber ganz atypisch, bald nach dem Typus einer Kontinua, bald remittierend, bald intermittierend mit typischen Schenkelfrösten, Malaria gleichend, bald unregelmässig.

---

1) Aehnliche betrübende Beobachtungen hat auch Lindemann, ein Chirurg, gemacht.

In solchen Fällen kann eine methodische Untersuchung des Kranken mit Zuhilfenahme einfacher Handgriffe den Arzt befähigen, eine Affektion des Nierenbeckens zu erkennen. Seit vielen Jahren wende ich zu diesem Zweck folgendes Verfahren an: Mit dem Ulnarrand und zwar mit dem Kleinfingerballen der rechten quer zur Lumbalgegend gehaltenen Hand führe ich kurze leichte, aber doch genügend kräftige Stösse aus. Die Richtung des Stosses soll nicht gerade von vorn nach hinten gehen, wobei der Muskelbauch des Lumbodorsalis direkt getroffen wird, sondern von hinten aussen nach vorn innen, derart, dass die weichen Teile der Lumbalgegend, die vom Latissimus dorsi gebildet werden, erschüttert werden. Diese Stösse wirken bei gewissen Erkrankungen der Niere und des Nierenbeckens schmerzerzeugend, während normaliter kein Schmerz dabei entsteht[1]) (Sukkussionsschmerz).

Anfangs wandte ich diesen Handgriff zur Diagnosenstellung von akuten Nierensteinkoliken an. Es war mir aufgefallen, dass manche Fälle von Nierensteinkolik beim Druck auf die Lumbalgegend schmerzhaft sind, andere Fälle aber nicht, wo es sich zweifellos auch um Nierenkoliken handelte. In diesen letzteren Fällen konnte ich denn durch den erwähnten Handgriff regelmässig Schmerzen auf der betreffenden Seite erzeugen, während die andere Seite schmerzlos bei der Sukkussion war. War vor mir die Zuverlässigkeit des Handgriffs an einwandsfreien Fällen sichergestellt, und war durch Prüfung der Schmerzhaftigkeit an notorisch gesunden Individuen von mir festgestellt, dass normaliter die Sukkussion keinen Schmerz erzeugt, so konnte ich auch in atypischen Fällen von akutem Nierensteinanfall oder chronischen Nierensteinbeschwerden auf Grund des Sukkussionsschmerzes zur richtigen Diagnose gelangen, wo erstens die spontanen Schmerzen vom Kranken nicht wie gewöhnlich in der Lumbalgegend und linken Flanke, sondern irgend wo anders im Leibe empfunden wurden (larvierte Formen der Nephrolithiasis) und wo die Druckschmerzhaftigkeit der Nierengegend fehlte.

Ursprünglich glaubte ich, dass der Sukkussionsschmerz typisch wäre für Nierensteine. Doch später fand ich, dass abgesehen von der manifesten Pyelitis es zahlreiche Fälle von larviert oder maskiert verlaufenden Pyelitiden gibt, die ebenfalls auf die Sukkussion mit Schmerz reagieren. Auch tun es, wie ich weiter beobachtete, manche Fälle von Nephroptose und schliesslich auch manche Fälle von Nephritis. Auch die oben erwähnten Nierenbeckenstauungen gehören hierher. Leitet auch nicht selten ein Druckschmerz in der Nierengegend auf eine Erkrankung hin, so fehlt in zahlreichen Fällen der Druckschmerz vollständig, wie auch die Autoren angeben, die durch Ureterenkatheterismus und Pyelographie

____

1) Israel hat seinerzeit einen ähnlichen Handgriff empfohlen. Er klopft mit den Fingerspitzen auf die Lumbalgegend, wobei bei gewissen Affektionen der Niere Schmerz erzeugt wird. Schmidt empfiehlt das Beklopfen der Lumbalgegend mit der geballten Faust.

die Diagnose sichergestellt haben (Oppenheimer, Schickele u. a.).
Auch in solchen Fällen kann durch Sukkussion Schmerz erzeugt werden.

So muss ich denn den oben genannten Handgriff als äusserst
wichtigen diagnostischen Behelf empfehlen, der immer ausgeführt werden
muss, wo nur irgendwelche Schmerzen im Rücken, im Kreuz oder im
Leibe bestehen oder wo irgendwelche Beschwerden beim Wasserlassen
(Brennen, Schmerzen, Pollakurie, Oligurie, Polyurie usw.) vorhanden sind.
Denn diese Beschwerden beim Wasserlassen und andere Blasenerscheinungen sind durchaus nicht immer, wie es häufig geschieht, auf eine
Zystitis zurückzuführen, sondern kommen noch häufiger bei Erkrankungen
der oberen Harnwege vor, infolge eines renovesikalen Reflexes (Blum,
Guyon), wie aus den Lehr- und Handbüchern der Urologie zu ersehen
ist. Wulff geht sogar so weit, dass er als primäre Zystitis nur die
gonorrhoische anerkennt, sonstige Blasenbeschwerden aber immer auf
eine Erkrankung der oberen Harnwege zurückführt. Das ist sicher zu
weit gegangen, sofern die Beschwerden bei Rückenmarksleiden, Prostatahypertrophie usw. bekanntlich auf eine Affektion der unteren Harnwege
zurückzuführen sind. Immerhin aber beruhen die vulgären Blasenbeschwerden sicher meist auf einer Nierenbeckenaffektion.

Ein anderes sehr wichtiges Moment zur Feststellung dessen, dass
es sich in den genannten unklaren Fällen tatsächlich um eine Affektion
der Harnwege handelt, ist der Harnbefund.

Zwar fehlt bei unkomplizierter Nephrolithiasis immer, bei Pyelitis
sehr oft und gelegentlich auch bei Nephritis — sowohl interstitieller als
auch parenchymatöser — jede Spur von Eiweiss, so dass wir den Eiweissbefund bei der Entscheidung der hier zu lösenden Frage ausschalten
können, doch wenn man erst regelmässig, wie ich es jahrelang getan
habe, das Harnsediment auch dort untersucht, wo Eiweiss fehlt und wo
der Harn auf den ersten Blick klar erscheint und wo auch sonst nicht
die geringsten Anzeichen eines Harnleidens bestanden, — mit einem
Wort, wenn man erst eine grosse Zahl normaler Harne untersucht hat,
und genaue Kenntnis hat von den Eigenschaften des Sediments gesunder
Menschen (es ist ein Irrtum, wenn manche glauben, der normale Harn
hätte kein Sediment, jeder Harn hat, wenn auch ein geringes Sediment
aus abgestossenen Epithelien und wenigen Leukozyten), dann kommt
man zum unanfechtbaren Schluss, dass in besagten Fällen leicht zu
übersehende und nur bei dahin gerichteter Aufmerksamkeit auffindbare pathologische Elemente im Harnsediment vorhanden sind, die bei
notorisch gesunden Individuen konstant fehlen. Das sind in erster
Linie rote Blutkörperchen in geringer Menge. Vereinzelte rote
Blutkörperchen im Präparat sind schon stark verdächtig, sind aber
in jedem Gesichtsfeld welche, vielleicht 2, 3, 5 oder mehr da, so be-
deutet das mit absoluter Sicherheit einen pathologischen Blutaustritt in
die Harnwege.

Meine langjährigen Erfahrungen decken sich ganz mit denen Caspers, welcher sagt, dass die Beimengung von Blut im Harn auch in minimalsten Mengen immer etwas Pathologisches ist und von diagnostischer Wichtigkeit sei.

In der internen Literatur wird auf diese, nur bei sorgfältiger mikroskopischer Untersuchung zu konstatierende „Minimalblutung" kaum aufmerksam gemacht; so wird sie von Blumenthal in seinem sonst so reichhaltigen und auf modernen Grundlagen stehenden Handbuch der speziellen Pathologie des Harns vollständig übergangen. Und in manchen Lehrbüchern der inneren Medizin, wie z. B. im Vierordt, findet man auffallender Weise die irrtümliche Ansicht ausgesprochen, dass rote Blutkörperchen zu den normalen Harnbestandteilen gehören. Selbstverständlich besagt der Befund von roten Blutkörperchen noch nicht ihre Herkunft aus den oberen Harnwegen. Aber der Sukkussionsschmerz zeigt dann doch an, dass ein schmerzerzeugender Prozess in der Niere bzw. Nierenbecken vorhanden ist und da haben wir ein Recht darauf, dort, wo durch den Blutkörperchenbefund eine Erkrankung der Harnwege überhaupt angezeigt wird, bei dem Vorhandensein des Sukkussionsschmerzes die Erkrankung in die oberen Harnwege zu verlegen.

Es finden sich rote Blutkörperchen im Harn:

1. bei Nierenstein regelmässig,
2. gelegentlich bei Nephroptose infolge Blutstauung durch Strangulation der Gefässe,
3. bei Paranephritis,
4. bei Nierentuberkulose,
5. bei Nierenbeckenstauung aus verschiedenen Ursachen,
6. bei Tumoren.

Bekanntlich stellt auch die Nephritis ein Kontingent für die manifeste Hämaturie als auch für die nur mikroskopisch erkennbaren Blutkörperchenbefunde im Harn.

Nun gibt es eine Haematuria sine materia, die essentielle Nierenblutung Nitzes, wo im Harn sonstige Kriterien der Nephritis vermisst werden und welche oft von Koliken begleitet ist. Bei operativer Freilegung der Niere ist dieselbe äusserlich ganz normal. Senator erklärt diese Nierenblutung als renale Hämophilie, Lequeu hält eine Neuralgie für die Ursache einer zum Blutaustritt führenden Hyperämie, während Klemperer der Blutung eine neuropathische Lähmung der Vasokonstriktoren zu Grunde legen will. Andere Autoren wie Rovsing, Pousson, Casper und besonders Israel konnten bei genauer anatomischer Untersuchung gewisse pathologische Veränderungen nachweisen, wie Torsion der Nierengefässe, Schwartenbildung der Kapsel, hauptsächlich aber chronische interstitielle parenchymatöse Veränderungen der Nierensubstanz selbst, während Zuckerkandl, Hofbauer u. a. in solchen Fällen zuweilen eine Glomerulonephritis fanden.

Doch gibt Rovsing zu, dass es Nierenblutungen gibt, bei denen keinerlei derartige Veränderungen nachgewiesen sind, auch Zinner hat solche Fälle beobachtet.

Wie dem auch sei, wie eine manifeste Hämaturie, so kann auch eine nur mikroskopisch nachweisbare Blutung bei vollständiger Abwesenheit von Albumen und Zylindern sehr wohl auf die Nieren bezogen werden.

Nach Casper ist diese renale Blutung oft einseitig, einseitig auch die Koliken.

Und so ist es nicht zu verwundern, dass, wo wir bei Blutkörperchenbefund im Urin keine andere Ursache für dieselbe finden können, und die Blutung auf die Niere zu beziehen gezwungen sind, oft ein einseitiger Sukkussionsschmerz vorhanden ist.

Finden wir bei Vorhandensein von roten Blutkörperchen im Urin keine Sukkussionschmerzen, so fehlen die Anhaltspunkte für die Annahme, dass die Quelle der Blutung die oberen Harnwege sind, obwohl in gewissen, gleich zu bezeichnenden Fällen, trotz einer Affektion im Bereich der oberen Harnwege der Sukkussionsschmerz fehlen kann.

Im akuten Anfall von Nierensteinkolik sind, wie ich mich durch langjährige regelmässige zahlreiche Sedimentuntersuchungen überzeugt habe — was übrigens zuerst von Greiffenhagen gefunden und auch von anderen Autoren (Karo, Casper) konstatiert worden ist — regelmässig rote Blutkörperchen vorhanden, oft nur in ganz geringer, nur durch sorgfältige Untersuchung nachweisbarer Menge, oft aber in leicht erkennbaren Mengen, 5—10—15—30 und mehr im Gesichtsfeld.

Nach Israel kann bei eingeklemmten Uretersteinen Blut im Urin vollständig fehlen, während nach Casper bei mikroskopischer Untersuchung bei Uretersteinen kaum je rote Blutkörperchen im Urin vermisst werden.

Wenn der Anfall bei Nephrolithiasis zu Ende ist, schwindet meist auch der Sukkussionsschmerz nach einigen Tagen, während der Befund von roten Blutkörperchen oft noch viele Tage oder selbst Wochen fortbesteht. Daher dürfen wir bei einem Kranken, den wir erst nach dem Anfall zu sehen bekommen, wegen des Fehlens eines Sukkussionsschmerzes eine Nephrolithiasis nicht ausschliessen. Bei chronischen Nierensteinbeschwerden ist der Sukkussionsschmerz fast stets nachzuweisen, gleichzeitig meist auch die roten Blutkörperchen im Harnsediment. Verläuft die Nephrolithiasis wie so oft latent, d. h. beschwerdefrei, so wird kein Sukkussionsschmerz erzeugt.

Es fehlt ferner sehr oft der Sukkussionsschmerz bei chronischer Nephritis, denn ebenso wie die subjektive Schmerzempfindung, so entsteht auch der Sukkussionsschmerz bei Nephritis als Folge der Kapselspannung durch die kongestionelle Parenchymschwellung der Niere, besonders in Fällen, wo die Kapsel fibrös verdickt ist (Israel, Pousson). Wo diese Bedingungen fehlen, fehlt bei Nephritis auch der Schmerz. Wie dem auch sei, das Fehlen von Sukkussionsschmerz bei Vorhandensein von roten Blutkörperchen im Urin berechtigt uns natürlich nicht zu der Annahme, dass eine Affektion der unteren Harnwege vorliegt. Auch das Fehlen jeglicher, auch der geringsten Harnveränderungen schliesst keineswegs eine Erkrankung der oberen Harnwege aus. Beispielsweise kann bei Nierenbeckendilatation zuweilen der Harn vollständig normal sein.

Hatte ich in der ersten Zeit meiner Beobachtungen mich auf das Vorhandensein des Sukkussionsschmerzes und von roten Blutkörperchen im Urin stützen müssen, so habe ich im Laufe weiterer Studien meine Aufmerksamkeit auf ein drittes Kriterium gelenkt, und das ist der Psoasschmerz. Die Ausübung der Tiefenpalpation hat mich naturgemäss darauf gebracht, das Verhalten der die hintere Bauchwand bildenden Gebilde zu studieren. Und da fand ich denn, dass ganz besonders der Musculus psoas ein vorzüglicher Fond für die Tiefenpalpation sei, besonders, wenn man denselben durch aktives Heben des im Kniegelenk gestreckten Beines sich anspannen lässt — ein Verfahren, das Lentzmann, Meltzer und ich unabhängig voneinander angegeben haben, welches aber leider nur von sehr vereinzelten Klinikern berücksichtigt worden ist. Ich habe zunächst gefunden, dass bei Appendizitis (da bei akuter Appendizitis nur in leichten Fällen die Psoaspalpation ausführbar ist, so kommt hierbei mehr die chronische Appendizitis in Betracht) nicht so sehr der Wurmfortsatz selbst das Substrat der Druckschmerzhaftigkeit in der Ileocökalgegend bzw. des Mac Burneyschen Punktes ist, als vielmehr der Musculus psoas bzw. die ihn überziehenden Nervengeflechte oder Lymphapparate[1]). Nun fand ich, dass einerseits der Musculus psoas bei Viszeralneurose beiderseits schmerzhaft zu sein pflegt und andererseits, dass in manchen Fällen der Musculus psoas einseitig schmerzhaft ist, wo, wie mehrfach die chirurgische Autopsie mich belehrte, von Appendizitis keine Rede war, und dann waren es Fälle, wo irgend ein gynäkologisches Leiden vorhanden war (Adnexitis, Retroflexio), andererseits Fälle, wo gleichzeitig ein Sukkussionsschmerz vorhanden war und oft auch rote Blutkörperchen oder auch andere pathologische Harnbestandteile zu konstatieren waren. So kam ich denn dazu, die Lehre aufzustellen, dass der einseitige Psoasschmerz immer das Zeichen eines auf derselben Seite vorhandenen organischen Leidens ist. Dieser Auffassung habe ich in meinem Buche „Die methodische Intestinalpalpation" Raum gegeben. Zahllose Untersuchungen im Laufe von vielen Jahren bekräftigten mich immer mehr und mehr in dieser Anschauung.

Und so ist denn der Psoasschmerz, wie ich schon anderwärts auseinandergesetzt habe (35), eine fast regelmässige Begleiterscheinung der Pyelitis, der Nephrolithiasis, des Uretersteins, der Nephroptose, der Nierenbeckenstauung usw. Man

---

1) Siehe mein Buch „Die methodische Intestinalpalpation" Kap. VII u. X.

kann ihn in diesen Fällen konstatieren, selbst dann noch, wenn der Sukkussionsschmerz fehlt. Nur sehr selten fehlt der Psoasschmerz, wo der Sukkussionsschmerz vorhanden ist. Doch während der Psoasschmerz bei Appendizitis und gynäkologischen Leiden auf die unten gelegene Partie des Psoas beschränkt ist oder dort am stärksten ist, ist er bei den genannten Leiden meist in den oberen Partien am stärksten. Bei tiefsitzendem Ureterstein aber pflegt er in den unteren Psoaspartien auch recht stark zu sein. Dass auch hier ein erhöhter Reizzustand der den Psoas bedeckenden Nervengeflechte in Frage kommt, erscheint mir unzweifelhaft.

Da einerseits bei Erkrankungen der oberen Harnwege der subjektive Schmerz in die Blinddarmgegend verlegt wird, andererseits aber bei diesen Leiden ein dem Mac Burney entsprechender Punkt druckschmerzhaft ist, so sind Fehldiagnosen und unnütze Appendektomien an der Tagesordnung (siehe Fälle 12 u. 14).

Auch bei der Pyelitis gravidarum werden die Schmerzen recht oft nicht etwa in der Nierengegend hinten, sondern vorne im Leibe, gelegentlich in der Blinddarmgegend angegeben. Ich habe vor einigen Jahren einen Fall erlebt, wo ich auf Grund des Sukkussionsschmerzes eine Pyelitis annahm, trotzdem der Mac Burneysche Punkt schmerzhaft war, welch letzteren ich auf Grund meiner Erfahrungen als Ausdruck des nephrogenen Psoasschmerzes ansah. Von anderer Seite aber wurde auf Grund der in die Blinddarmgegend vom Kranken verlegten Schmerzen und des positiven Mac Burney eine Appendizitis angenommen und die arme Frau einer unnützen Operation unterworfen, die einen vollständig gesunden Wurmfortsatz ergab. Kürzlich beobachtete ich eine gravide Scharlachkranke, bei der Schmerzen in der Blinddarmgegend auftraten. Der rechtzeitige sehr starke Sukkussionsschmerz beim Fehlen eines Sukkussionsschmerzes links belehrte mich, dass es sich um eine Pyelitis gravidae handelte. Im Harn waren Streptokokken und rote Blutkörperchen nachzuweisen.

Die Trias: einseitiger lumbaler Sukkussionsschmerz, einseitiger Psoasschmerz und irgendwelche pathologischen Elemente im Harn, auch in ganz geringer Menge, wie z. B. Erythrozyten, machen es sicher, dass die vom Kranken angegebenen Klagen, wie Rückenschmerzen oder Schmerzen irgendwo im Leibe, sei es im Hypogastrium, im Hypochondrium oder Epigastrium, seien es Beschwerden beim Urinieren, auf eine Affektion der oberen Harnwege zurückzuführen sind, Leiden, deren Ursprung oft unerkannt bleibt und die, wie schon hervorgehoben, als Ulkus, Rheumatismus, Neuralgie, Hysterie, Appendizitis usw. betrachtet und erfolglos behandelt werden, während nach gestellter Diagnose in kürzester Zeit durch entsprechende Behandlung die Kranken von ihren Beschwerden zu befreien sind. Werden ausser den Erythrozyten noch andere Elemente gefunden, Bakterien, Eiterzellen, verfettete Epithelien usw., so wird die Diagnose dadurch gestützt. Auch das Vorhandensein letzterer Elemente, ohne Vorhandensein von Erythrozyten zusammen mit Psoasschmerz und Sukkussionsschmerz weisen auf eine Erkrankung der oberen Harnwege hin.

In obigem habe ich in kurzen Zügen die Quintessenz meiner Beobachtungsresultate niedergelegt. Ergänzend möchte ich nun noch manches nachtragen.

Zunächst muss gesagt werden, dass der lumbale Sukkussionsschmerz und der Psoasschmerz bei beiderseitiger Affektion des Nierenapparates natürlich beiderseitig sein kann, wenn auch in diesen Fällen wegen der ungleichen Stärke der Affektion der Grad des Schmerzes oft ein verschiedener ist. So spricht denn ein beiderseitiger Schmerz nicht absolut für einen nervösen Ursprung. Es empfiehlt sich, den Kranken vor der Prüfung der Schmerzhaftigkeit nicht auf die Schmerzmöglichkeit aufmerksam zu machen, sondern zunächst einmal aufzupassen, ob der Kranke auf die Sukkussion und den Druck auf den Psoas reagiert und welcher Unterschied in dieser Beziehung zwischen links und rechts besteht. Hat der Kranke nicht deutlich reagiert, so wiederholen wir die Prüfung links und rechts einige Male und fragen erst dann, ob und wo es geschmerzt hat. Muss sich der Kranke erst lange besinnen oder gibt er unpräzise Antworten, so ist das Resultat als zweifelhaft zu betrachten, gibt er aber ganz präzise, bestimmte und gleichlautende Antwort, so muss letztere als zuverlässig betrachtet werden. Im allgemeinen empfiehlt es sich, nicht den Kranken vor oder während des Versuchs zu fragen „schmerzt es", denn so wird manchem neuropathischen Individuum der Schmerz sozusagen einsuggeriert. Hier spielt das psychische Moment mit, und um bei neuropathischen Individuen zu einem richtigen Resultat zu kommen, muss der Arzt ein Krankenpsychologe sein. Einmal wird der hierin unerfahrene Arzt sofern fehlen, als er den einsuggerierten Schmerz für bare Münze nimmt, das andere Mal aber, indem er auf den organisch bedingten Schmerz einen einsuggerierten Schmerz aufpflanzt und die hierdurch entstandene Konfusheit der Angaben als genügenden Grund für die Annahme einer Neurose, Hysterie oder gar Simulation ansehen. Und ein Arzt, der sich bei diesen Dingen nicht zu orientieren versteht und den objektiv wahren Kern herauszuschälen weiss, pflegt sich auch skeptisch zu verhalten zu den Befunden eines Kollegen, der es besser kann. Auch die Schmerzprüfung erfordert Erfahrung und Kritik.

Zum Sukkussionsschmerz bei Affektionen des Nierenapparates ist zu bemerken, dass er oft, aber nicht immer, begleitet ist von einer Druckschmerzhaftigkeit der Lumbalgegend und besonders des Musculus sacrolumbalis. Hier ist, wie erfahrungsmässig auch vielen Aerzten schon bekannt ist, besonders der obere Teil des Muskels oder der Winkel zwischen ihm und der 12. Rippe druckschmerzhaft. Ich nenne ihn den

„Lumbodorsalschmerz". In einigen Fällen habe ich auch den die
eigentliche weiche Lumbalgegend bildenden Musculus latissimus zwar nicht
bei Druck, aber dann schmerzhaft gefunden, wenn man ihn von der Seite
aus zwischen Daumen und Zeigefinger quetscht (Latissimusschmerz).
Ich habe diese Muskelschmerzhaftigkeit vielfach einseitig in zweifellosen Fällen von Affektionen des Nierenapparates gesehen und erkläre
sie mir durch eine Art Ueberleitung des Reizes. Beiderseitiger Latissimusschmerz kommt natürlich als Zeichen einer nervösen Hyper-
sensibilität vor.

Hiermit kommen wir aber in ein ziemlich schwieriges Gebiet. Denn
bei Wurzelischias[1]) mit Neuralgie des Lumbalplexus, welche meiner
Erfahrung nach, die ich hauptsächlich an meinem eigenen Körper ge-
sammelt habe (ich habe eine sehr schwere linksseitige Ischias mit pare-
tischen Erscheinungen im Gebiet des Tibialis anticus durchgemacht, wo
dem eigentlichen Anfall monatelang Kreuzschmerzen vorhergegangen
waren, die ich für Lumbago gehalten habe, und die auch nach Abklingen
der eigentlichen Ischias noch monatelang andauerten, bis ich dies Leiden
auf kinesio-therapeutischem Wege, nämlich durch Reitübungen vollständig
geheilt, jedoch auch später bei anderen Kranken beobachtet habe), oft
ausschliesslich in Rückenschmerz sich dokumentiert, ist dieser Lumbodorsalschmerz oft auch vorhanden. Doch dann finden wir auch bei tiefem
Eindruck im Gebiet des Glutäus nach aussen von dem Rande des Os
sacrum einen Druckschmerzpunkt an der Austrittsstelle des Ischiadikus.

Sehr typisch für Ischias ist eine von mir an meinem eigenen Körper
und später bei anderen Leuten beobachtete Schmerzzone bei starkem
Eindrücken von hinten nach vorn in der Gegend etwa zwei Querfinger
unterhalb der Spina ant. sup. auf der Linie nach dem vorderen Rande
des Trochanter inf. zu (Ischias lateralis). Drückt man hier den Daumen
an und richtet dann den Druck nach vorn, so wird dadurch ein sehr
unangenehmer Schmerz erzeugt. Das Laseguesche Phänomen (Schmerz
beim Beugen des im Kniegelenk gestreckten Beines) fehlt dagegen nicht
selten bei dieser Form der Wurzelischias. Andererseits fehlt meist auch
der Psoasschmerz bei Ischias und natürlich auch die roten Blutkörperchen
im Urin. Ich habe aber zwei Fälle gesehen, wo Sukkussionsschmerz und
Psoasschmerz fehlten, wo aber ischiadischer Druckschmerz und Druckschmerz des Musculus sacrolumbalis vorhanden war, und wenn ich nicht
zahlreiche rote Blutkörperchen im Harn gefunden hätte, so hätte ich den
Fall für Ischias gehalten. Die Art des Nierenleidens konnte freilich
nicht festgestellt werden, es genügte zunächst die Erkenntnis, dass überhaupt eine Affektion des Harnapparates vorhanden war.

----

1) Nach Cornelius ist die Ischias immer ein beiderseitiges Leiden, wobei es
auf der einen Seite latent verlaufen kann. Es ist nach diesem Autor keine isolierte
Nervenstammerkrankung, sondern vieler in den Muskeln sich ausbreitender Nervenäste.

Verwunderlich war allerdings der ischiadische Druckschmerz. Doch später habe ich mehrere Fälle mit ischiadischem Druckschmerz zu sehen bekommen, wo gleichzeitig Psoasschmerz, lumbaler Sukkussionsschmerz und rote Blutkörperchen im Urin vorhanden gewesen sind, somit die vorhandenen Beschwerden auf die Nieren zurückgeführt werden mussten und durch andere Befunde (Bakteriurie, Pyelographie usw.) bewiesen werden konnten (siehe unten).

Es soll nicht geleugnet werden, dass gelegentlich ein Psoasschmerz als ischiadische Myopathie auftreten kann. So ist denn eine reine Ischias von den durch Erkrankung der oberen Harnwege bedingten ischiadischen Schmerzen nicht immer leicht zu unterscheiden.

Bei Wurzelischias kann gelegentlich durch Beklopfen der Lumbalgegend auch ein Schmerz erzeugt werden, doch kann man ihn bei einiger Uebung von dem nephrogenen Sukkussionsschmerz unterscheiden, auch pflegt er beiderseitig zu sein. Bei nephrogenem Ursprung ist die Schmerzempfindung am stärksten, wenn man den nach aussen vom Musculus sacrolumbalis gelegenen, vom Latissimus bekleideten Boden des Nierenlagers trifft und die Kranken — wenigstens die intelligenteren — geben präzise an, dass der Schmerz nicht nur am Ort des Stosses, sondern auch nach innen, nach vorn ausstrahlend verspürt wird, während bei Ischias der auf den geraden Rückenmuskel gerichtete Schlag den Schmerz erzeugt und vom Kranken auch nur an dieser Stelle angegeben wird. Es ist meiner Beobachtung nach gar nicht selten, dass nephrogene Schmerzen für ischiadische Schmerzen gehalten werden, wenn, worauf auch Schlesinger aufmerksam macht, Ausstrahlungen des Nierenschmerzes in das Gesäss, in die Hüfte und ins Bein vorhanden sind. Auch Lindemann macht darauf aufmerksam, dass Erkrankungen des Nierenbeckens typische ischiadische Symptome auslösen können. In diesen Fällen kann dann das Vorhandensein eines Druckpunktes am Gesäss eine Fehldiagnose veranlassen. Mich hat mehrfach der typische Sukkussionsschmerz und Psoasschmerz und besonders der Erythrozytenbefund im Urin vor der Fehldiagnose bewahrt.

Einmal habe ich einen einseitigen Sukkussionsschmerz gesehen, wo jeder andere Anhaltspunkt sowohl für Affektion des Nierenapparates als auch einer Wurzelischias fehlte, und wo ich eine trockene Pleuritis in den unteren Partien der entsprechenden Seite fand. Allerdings war hier auffallend, dass der Schmerz nur dann erzeugt wurde, wenn der Schlag auf die Zone dicht unterhalb des Rippenrandes gerichtet war, nicht aber, wenn die untere Partie der Lumbalgegend getroffen wurde. Es ist dieser Sukkussionsschmerz bei Pleuritis wohl ebenso zu bewerten, wie die von Curschmann beobachteten ausstrahlenden subjektiven Lumbalschmerzen und ischiadischen Schmerzen bei adhäsiver Pleuritis.

Weiter kommt rechtsseitiger lumbaler Sukkussionsschmerz auch bei Gallensteinleiden vor, jedoch nur in einem geringen Prozentsatz der

Fälle, und zwar in sehr vorgeschrittenen. Ehe ich diese Beobachtung
gemacht hatte, mag es vorgekommen sein, dass ich infolge des lumbalen
Sukkussionsschmerzes ein Gallensteinleiden für ein Nierenleiden gehalten
habe. Mir ist ein solcher Fall aus dem Jahre 1906 erinnerlich, wo die
Kranke über Schmerzen an ganz atypischer Stelle in der Flanke, und
zwar in der hinteren Axillarlinie klagte und wo lumbaler Sukkussionsschmerz vorhanden war. Einige Tage nach der Untersuchung trat
typische Gallenkolik und Ikterus ein, und die weitere Beobachtung zeigte,
dass es sich um Choledochusverschluss gehandelt hat. Später habe ich
zur Diagnose von Gallensteinleiden einen Handgriff mir ausgearbeitet,
den ich hepatischen Sukkussionsschmerz nenne. Es wird in der Gallenblasengegend mit den halbsteil aufgesetzten Fingerspitzen in tiefer In-
spirationsstellung (sehr wichtig) ein kurzer Stoss in die Tiefe ausgeführt, oder man setzt die Daumen der beiden Hände, die sich mit
ihren Spitzen in der Gallenblasengegend berühren, längs des Rippenrandes auf und führt nach tiefem Inspirium eine Erschütterung aus. Die
allgemein angewandte Methode durch einfachen Druck in der Gallenblasengegend und zudem ohne Berücksichtigung der respiratorischen
Phase, die Schmerzprüfung der Gallenblasengegend vorzunehmen, erreicht
nur selten und nur in ganz akuten und sehr heftigen Fällen ihr Ziel
und es wird die Abwesenheit einer Druckschmerzhaftigkeit in der Gallenblasengegend notiert, wo die Sukkussion einen sehr deutlichen Schmerz
gibt. Kürzlich habe ich einen Fall in der Rostocker Poliklinik beobachtet, wo ein Kollege auf diese Weise eine Abwesenheit von Druckschmerz in der Lebergegend konstatiert hatte und deshalb die vorhandenen Schmerzen auf ein Magenleiden bezog und Spülung verordnete.
Ich fand lumbalen Sukkussionsschmerz, Abwesenheit von pathologischen
Elementen im Urin, rechts Psoasschmerz in der oberen Partie und ausgesprochenen hepatischen Sukkussionsschmerz. Die Kranke wurde darauf
operiert, wobei sich eine stark geschrumpfte, mit dem Duodenum ver-
wachsene Gallenblase und ein grosser Zystikusstein fand. Natürlich
muss bei Schmerzäusserung der Patienten bei Sukkussion in der Gallenblasengegend auch die linke Seite geprüft werden. Finden wir Sukkussionsschmerz beiderseits, so kann derselbe natürlich nicht ohne
weiteres für die Diagnose eines Gallensteinleidens verwertet werden.
Uebrigens kommt der hepatische Sukkussionsschmerz auch dann vor,
wenn ein Pylorus- oder ein Duodenalulkus mit dem Gallenapparat ent-
zündlich verwachsen ist, gelegentlich auch bei Pyloruskarzinom, wenn
der Tumor von der betreffenden Leberpartie verdeckt ist.

Es ist noch darauf aufmerksam zu machen, dass auch bei Gallen-
steinanfällen Anurie vorkommt (Chauffart, Clairmont), und dass in
diesen Fällen mit Hilfe der von mir geübten Untersuchungsmethode eine
Verwechslung mit Nierenleiden wohl zu vermeiden ist. Ich habe mehrere
solcher Fälle erlebt. Sehr lehrreich ist ein Fall, wo die mehrmals im

Jahre sich wiederholenden Anfälle jedesmal mit 1—2 Tagen dauernder Anurie oder Oligurie einhergingen. Es war sehr starker Sukkussionsschmerz in der Gallenblasengegend vorhanden und ein schwacher lumbaler Sukkussionsschmerz, im Urin fehlten rote Blutkörperchen. Die Frau, die immer auf ein Nierenleiden behandelt worden war, hörte von mir, dass es sich um ein Leberleiden handele. Das wollte ihr aber nicht einleuchten und sie wandte sich dann wieder an andere Aerzte, bis dann schliesslich ein an den Anfall sich anschliessender Ikterus meine Diagnose bestätigte.

Dass schliesslich ein lumbaler Sukkussionsschmerz bei Paratyphlitis, d. h. retrocökaler nach oben steigender Entzündung und in Fällen von Appendizitis bei ektopischer Lagerung des Cökums oberhalb der Krista vorhanden sein kann, braucht nicht erst gesagt zu werden, hier wird eine methodische Palpation der Blinddarmgegend, und im zweiten Fall das Konstatieren eines Leerseins der Ileocökalgrube Aufklärung bringen.

Somit muss bei diagnostischer Verwertung des lumbalen Sukkussionsschmerzes kritisch verfahren werden, und man darf nicht in den groben Fehler derjenigen verfallen, die beim Konstatieren eines Druckschmerzes in der Blinddarmgegend auf dem Wege eines diagnostischen Kurzschlusses eine Appendixerkrankung finden, und daraufhin den Kranken operieren lassen, zur Vermehrung der leider meist nicht an die Oeffentlichkeit dringenden Fälle von Pseudoappendizitis[1]). Eine so primitive Methode der Appendizitisdiagnose ist nachgerade zur Unsitte geworden[2]), und ich möchte die Aerzte bitten, den von mir hier empfohlenen Sukkussionsschmerz nicht durch schablonenhafte Anwendung zu desavouieren, wie es heute so oft mit dem Mac Burney geschieht.

Ueber die Frage, ob Ulcus ventriculi einen lumbalen Sukkussionsschmerz veranlassen kann, kann ich mich kurz fassen. Beobachtet habe ich es noch nicht. Doch gebe ich es zu, dass bei einem linksseitigen kallös-penetrierenden Ulkus, mit starken Verwachsungen nierenwärts, linksseitiger Sukkussionsschmerz vorhanden sein kann. Doch solche Fälle liegen klinisch so klar, dass sie zu einer Verwechslung nicht Anlass geben werden.

Auf Grund reicher langjähriger Erfahrungen möchte ich betonen, dass bei schmerzerzeugenden Leiden des Nierenapparates die Schmerzen vom Kranken in den verschiedensten Regionen des Leibes, des Rückens, der Brust angegeben werden, nicht selten auch im Bein, entweder hinten im Ausbreitungsgebiet des Ischiadikus oder des Femoralis. Nur in einem Teil der Fälle werden die typischen Nierenschmerzen angegeben,

---

1) Nach de Quervain werden 5 pCt. aller Appendixoperationen an gesunden Wurmfortsätzen wegen falscher Diagnose ausgeführt.

2) Ich verweise auf mein Buch „Die methodische Intestinalpalpation", wo eine rationelle Wurmfortsatzdiagnostik dargestellt ist.

ausgehend von der Lumbalgegend und nach vorne unten ausstrahlend bis in die Schamgegend. In einem erheblichen Teile aber fehlt dieser Schmerztypus, und ist die Nierengegend überhaupt oft subjektiv schmerzlos. Wir stimmen durchaus mit Porges überein, welcher sagt: „Sind doch die Schwierigkeiten der Diagnose innerer Krankheiten im Gegensatz zu äusseren hauptsächlich in der Unmöglichkeit begründet, die Schmerzempfindung als Wegweiser für die Lokalisation zu benutzen." Eine subjektive Schmerzempfindung hält sich nicht an den Ort des schmerzerzeugenden Organes. So kommt es, dass die Fälle meistens verkannt werden. Diese fortgeleiteten subjektiven Schmerzen gehen oft einher mit fortgeleiteten, objektiv nachweisbaren Schmerzen in den verschiedensten Regionen oder Gebieten, von denen die Headschen Hautzonen die bekanntesten sind. Die Fortleitung des Schmerzreizes geht vom schmerzerzeugenden Organ zum Rückenmark und von dort zentrifugal auf den verschiedensten Wegen, durch die verschiedensten Etappen zu den verschiedensten Regionen. Was die Headschen Zonen anlangt, die bei nephrogenem Schmerz dem Ausbreitungsgebiet der letzten Brust- und der ersten Lumbalnerven entsprechen, so muss ich auf Grund meiner Erfahrung in Uebereinstimmung mit Kast, Kuttner u. a. sagen, dass, so gut begründet die Lehre vom physiologisch-pathologischen Standpunkt ist, die praktische Diagnostik doch nicht viel gefördert worden ist, weil die Zonen zwar bestimmten Rückenmarkssegmenten entsprechen, das einzelne Segment aber einmal mit mehreren Organen in Verbindung steht und ein Organ durch mehrere Segmente vertreten wird. So ist die Headsche Zone bei Gallensteinkolik und Nierenkolik fast vollständig gleich. So habe ich es aufgegeben, dort, wo es nur auf die praktische Diagnose ankommt, mich mit Bestimmung der Headschen Zonen zu befassen. Ich lege in die Bestimmung der Headschen Zonen eine andere Bedeutung: bei erfolgreicher Therapie sehen wir die Headschen Zonen sich verkleinern und schliesslich ganz schwinden, und das ist mit auch ein Kriterium für die Valenz unserer therapeutischen Massnahmen.

Einer anderen Ordnung von Ausstrahlungsschmerzen gehören die sog. Druckpunkte an. Am bekanntesten ist der Druckpunkt in dem Winkel zwischen 12. Rippe und M. sacrolumbalis. In letzter Zeit ist der Versuch gemacht worden, eine ganze Reihe von Druckpunkten bei Erkrankungen des Nierenapparates als typisch hinzustellen (Pasteau, Mankiewitsch).

1. Kostovertebraler Punkt, im Winkel zwischen 12. Rippe und Wirbelsäule.

2. Kostomuskulöser Punkt, im Winkel zwischen 12. Rippe und M. lumbodorsalis.

Ich halte die Trennung dieser beiden Punkte für überflüssig, meiner Erfahrung nach handelt es sich, wie oben schon gesagt (S. 18), um eine Druckschmerzhaftigkeit des M. sacrolumbalis und zwar besonders

seiner oberen, unter der 12. Rippe gelegenen Partie. Diese Druckschmerzhaftigkeit ist nur in einem Teil der Fälle vorhanden und fehlt
oft dort, wo der Sukkussionsschmerz deutlich ist.

3. Der subkostale Punkt, unter dem Rippenbogen am vorderen
Ende der 10. Rippe. Er ist meiner Erfahrung nach nur in einem Teil
der Fälle vorhanden. Ich erinnere an die, schon von Sternberg beobachtete zuweilen vorhandene Schmerzhaftigkeit des Endes der 10. Rippe.
Nach Mackenzie und ebenso Scheidemandel beruht dieser Schmerzpunkt auf einer Muskel- bzw. Hauthyperästhesie, womit ich überein-
stimme.

4. Der paraumbilikale oder obere Ureterpunkt an der vorderen
Bauchwand in der Schnittlinie der Nabelhorizontale und einer vertikalen
durch den Mac Burneyschen Punkt oder etwas weiter.

5. Der mittlere Ureterpunkt, entsprechend der Stelle, wo der Harn-
leiter über die grossen Gefässe in das Becken geht und gefühlt werden
kann, und zwar zwischen erstem und zweitem Drittel (oder etwas darüber),
einer Linie, die die Spinae sup. ant. des Darmbeines verbindet oder im
Schnittpunkt der Verbindungslinie der vorderen oberen Darmbeinschaufel
mit einer durch die Spinae pubis gehenden Vertikalen.

Von dem oberen Ureterdruckpunkt möchte ich sagen, dass es
wohl kaum möglich ist zu beweisen, dass sein anatomisches Substrat
auch wirklich der Ureter ist. Nur dann könnten wir sagen, dass wir
den Ureter treffen, wenn wir, die Tiefenpalpation ausführend, den M. psoas
und die Wirbelkörper abtasten und sicher sind, dass wir mit den Fingern
in die zwischen Muskel und Wirbelkörper gelegene Rinne gelangt sind.
Bei dem einfachen blinden Druck auf die Bauchdecken wissen wir nicht,
was wir drücken[1]). Vielmehr handelt es sich hier ohne Zweifel um
einen durch Druck ausgelösten Psoasschmerz. Auch möchte ich hier,
wie schon an anderen Stellen, darauf hinweisen, dass eine bestimmte
lineare Abmessung nie und nimmer es ermöglichen kann, ein bestimmtes
Organ zu tasten, da eben die Distanzen und Konturen des Bauches und
besonders die Lage des Nabels bei den verschiedenen Individuen ganz
verschieden sind. Es ist daher zweckmässiger, das zu tastende Organ
direkt abzutasten. Den normalen, nicht stark verdickten Ureter (Tuber-
kulose, Hypertrophie bei Ureterstenose) zu tasten, das ist nun ein
pium desiderium, denn er liegt gut eingebettet in einem Bindegewebs-
lager. An geöffneten von Därmen befreiten Menschenleichen sieht man
zwar den Ureter durchschimmern, doch tasten kann man ihn auch hier
nicht. Am Lebenden treffen wir aber beim Druck auf die Bauchdecken
an der Stelle des mutmasslichen Ureterverlaufes entweder die Wirbelfortsätze oder den M. psoas.

---

1) Casper macht mit Recht darauf aufmerksam, dass der Druckschmerz bei
Ureterstein sich an der Stelle des Mac Burney-Punktes auslösen lässt.

Auch vom mittleren Ureterpunkt, durch Abmessung gefunden, kann man nicht sagen, ob er wirklich dem Ureter entspricht.

6. Der vesikorektale oder vesikovaginale Punkt, zu finden bei rektaler oder vaginaler Untersuchung, entsprechend dem Durchtrittspunkt des Harnleiters durch die Harnblase. Meiner Erfahrung nach scheint er tatsächlich nicht selten vorhanden zu sein, und ist schon von Israel angegeben worden.

7. Der supraintraspinale Schmerzpunkt, beim Eindrücken oberhalb der Spina ant. sup. Ich habe ihn mehrfach gefunden, wo sowohl Sukkussionsschmerz als auch Psoasschmerz vorhanden war, doch oft fehlte er vollständig.

8. Inguinaler Schmerzpunkt, am Orificium ext. superfic. des Leistenkanals. Bin hierin ohne Erfahrung.

9. Suprailiakaler lateraler Schmerzpunkt auf der Seitenwand des Abdomens auf der Crista ossis ilei oder 1 cm über ihm. Ich habe ihn nur selten bei Erkrankungen des Nierenapparates gefunden, wohl aber sehr häufig bei Ischias.

Alle diese Druckpunkte können in einschlägigen Fällen mitgeprüft werden, doch mit Ausnahme der Punkte 1 und 2 und der Punkte 4 und 5, welche letztere meines Dafürhaltens einen Psoasschmerz zum anatomischen Substrat haben, sind sie nur in fortgeschrittenen schweren Fällen, die diagnostisch weiter keine Schwierigkeiten haben, vorhanden, während der Psoasschmerz und der Sukkussionsschmerz auch in leichteren und nicht fortgeschrittenen Fällen vorhanden sind.

Wir sehen es recht häufig, dass bei der Untersuchung des Kranken die Druckschmerzhaftigkeit und die Sukkussionsschmerzen ein so grosses Gebiet einnehmen, infolge weit sich ausbreitender Ausstrahlung von einem schmerzerzeugenden Zentrum, dass es oft unmöglich ist, das letztere prima vista herauszufinden, d. h. zu bestimmen, von welchem Organ der Schmerz ausgeht. In solchen Fällen verabfolge ich Morphium oder noch besser Opium, wonach sich das Gebiet des Ausstrahlungsschmerzes einengt, und bei genügend starker Narkotisierung findet man auf Druck oder Sukkussion ein dem erkrankten Organ entsprechendes umschriebenes Schmerzgebiet, während die Schmerzausstrahlungen geschwunden sind. Dieses diagnostisch wichtige Phänomen nenne ich narkotisierende Schmerzzentralisierung. So war es im Fall 3, wo nach Morphiuminjektion das grosse Schmerzgebiet verschwunden war und nur ein Sukkussionsschmerz in der Nierengegend noch nachweisbar blieb. In einem anderen Fall verhielt es sich ähnlich.

Frau Pa. litt vor 2 Jahren etwa 2 Monate lang an Rückenschmerzen. Vor $\frac{1}{2}$ Jahr hatte sie eine Woche lang Schmerzen „in der rechten Seite". Seit ca. 2 Monaten klagt sie wieder über beständige Schmerzen in der rechten Seite, und zwar gibt sie besonders eine Stelle an am Thorax unterhalb des Skapularwinkels.

Von anderer massgebender Seite war bei ihr Hysterie diagnostiziert worden und mehrere Wochen lang wurde sie deshalb „elektrisiert" — doch ohne Erfolg. Als ich sie darauf untersuchte, fand ich eine Druckschmerzhaftigkeit der ganzen unteren Partie der rechten Thoraxhälfte, der rechten Lumbalgegend, der rechten Flanke, der ganzen rechten Bauchhälfte. Ein vorhandener Sukkussionsschmerz in der rechten Lumbalgegend und in der Gallenblasengegend konnte wegen der ausgedehnten Druckschmerzhaftigkeit nicht verwertet werden. Ich verordnete grosse Opiumdosen, die 2 Tage lang genommen wurden. Nunmehr war jeder subjektive Schmerz vergangen, es war der Druckschmerz am Thorax, in der rechten Bauchhälfte und in der Lumbalgegend geschwunden, ebenso auch der lumbale Sukkussionsschmerz. Ganz allein der Sukkussionsschmerz und der Druckschmerz in der Gallenblasengegend war geblieben. So konnte ich denn nicht umhin, anzunehmen, dass die Schmerzquelle eben die Gallenblase war[1]).

Ich verordnete nun eine lokale Hitzeapplikation auf die Lebergegend, woraufhin auch der Sukkussionsschmerz in der Gallenblasengegend schwand.

Aehnliche Fälle habe ich zahlreich erlebt. Auch die Appendizitis ist oft schwer zu erkennen, weil nicht nur die subjektive Schmerzempfindung oft weit hinausstrahlt, sondern auch der objektiv nachweisbare Druckschmerz in weitem Umkreis und in entlegenen Gebieten gelegentlich vorhanden ist. Auch hier wird durch Opium das Ausstrahlungsgebiet der Schmerzen ausgeschaltet, und dadurch die Diagnose oft erst ermöglicht.

An dieser Stelle möchte ich ganz energisch, entgegengesetzten Meinungen der Chirurgen und leider auch mancher Internen gegenüber betonen, dass es ein Kunstfehler ist, bei Appendizitis kein Opium zu geben. Dass Opium Meteorismus machen soll, ist nicht wahr, dass Opium das Krankheitsbild verschleiern soll, ist auch nicht richtig, im Gegenteil, es klärt das Krankheitsbild, sofern es die Schmerzausstrahlungen auslöscht, den Druckschmerz am erkrankten Organ aber bestehen bleiben lässt und so dem objektiven Schmerzennachweis jede Unklarheit nimmt. Dass aber Opium die subjektiven Schmerzen nimmt, ist eine Wohltat, eine noch grössere Wohltat ist aber die durch die Ruhigstellung des Darmes ermöglichte ungestörte Abkapselung des Herdes.

---

1) Mackenzie sagt in seinem Buche „Die Krankheitszeichen usw.", dass eine Druckschmerzhaftigkeit in der Lebergegend nicht beweist, dass eben die Leber schmerzhaft sei, da das Schmerzsymptom von der Bauchdecke herrühren könne. Bei geeigneter Versuchsanwendung kann man das aber wohl entscheiden. Wir führen die Sukkussion bei tiefem Inspirieren aus und konstatieren eine Schmerzhaftigkeit. Wiederholen wir dann die Sukkussion nach dem Exspirieren, so finden wir jetzt nach dem Höbergetretensein der Gallenblase oft keinen Sukkussionsschmerz an derselben Stelle mehr. Und das ist ein Beweisexperiment dafür, dass eben Leberteile schmerzhaft sind und nicht die Bauchdecken.

In der Literatur habe ich kürzlich (Mackenzie) die interessante Angabe gefunden, dass bei der Chloroformnarkose erst das Ausstrahlungsgebiet schmerzfrei wird, während das Quellgebiet der Schmerzen zunächst noch schmerzhaft bleibt, um erst bei längerer Narkose auch schmerzfrei zu werden. Diese Angabe bestätigt meine Auffassung und verleiht meiner oft geübten und praktisch erprobten Schmerzdiagnose mit Hilfe der narkotischen Schmerzzentralisierung weitere Berechtigung.

Wenden wir uns der differentialdiagnostischen Bedeutung der Erythrozyten im Sediment zu.

Von chirurgischen Autoren (Israel, Schlesinger) ist die von Tuffier aufgestellte differentialdiagnostische Regel, dass Erythrozyten im Urin im Zweifelsfalle, ob es sich um Appendizitis oder Ureterstein handele, für das letztere Leiden spräche, dahin eingeschränkt worden, dass gelegentlich auch bei Appendizitis Erythrozyten im Urin vorhanden sein können. Schlesinger wirft die Frage auf, ob dieser Befund von einer gleichzeitigen und unabhängig von der Appendizitis vorhandenen Nierenerkrankung abhinge, oder ob die Appendizitis schädigend auf die Niere eingewirkt hatte. Er entscheidet sich für das letztere, da in einigen Fällen nach der Appendizitisoperation die Beschwerden sowohl als auch die Erythrozyten aus dem Harn geschwunden wären.

Es unterliegt keinem Zweifel, dass bei schwerer akuter Appendizitis infolge Schädigung des Harnapparates Erythrozyten im Harn auftreten können, auch ich habe solche Fälle gesehen. Doch andererseits darf man aus dem Verschwinden der Erythrozyten nach der Appendektomie nicht darauf schliessen, dass eine Appenziditis das Auftreten der Erythrozyten veranlasst hätte. Denn wie ich aus eigener Erfahrung weiss, wirkt die Bettruhe an und für sich nicht selten ganz allein so wohltuend auf das Grundleiden in der Niere ein, dass die Erythrozyten aus dem Harn verschwinden oder bedeutend abnehmen. Auch betont Casper mit Nachdruck den Einfluss der Bewegung auf den Blutabgang aus der der Niere und Schwinden der Blutung bei Ruhe. Eine starke Narkotisierung, sei es durch Chloroform, Aether, Opium oder Morphium wirkt nicht nur symtomatisch, sondern gelegentlich geradezu kupierend auf schmerzhafte Prozesse. Wir sehen ja auch nicht selten nach Probelaparotomien, ohne irgendwelche intraabdominale Eingriffe, die Schmerzen schwinden, und nach Operationen wegen fälschlich gestellter Appendizitisdiagnose, bei denen der gesund befundene Wurmfortsatz nicht exstirpiert wurde, können wir ebenso ein Schwinden der Schmerzen und der Erythrozyten beobachten, wie in den Fällen, wo der Wurmfortsatz exstirpiert wurde. Dass die Kranken beschwerdefrei aus der chirurgischen Abteilung entlassen werden, besagt aber noch nicht, dass sie geheilt sind, und solche angeblich chirurgisch geheilte Kranken bevölkern dann später die Sprechzimmer der praktischen Aerzte und Internisten, da die Beschwerden nach längerer oder kürzerer Zeit wiederkommen. Meistens sind solche

Kranke, welche glauben, erfolglos operiert worden zu sein, schwer dazu zu bewegen, sich wieder beim Chirurgen zu melden. Nur die wenigsten von diesen Kranken bekommt der Chirurg wieder zu sehen. Wenn nun Schlesinger zugibt, dass in einigen Fällen von Appendektomie später sich herausgestellt hat, dass es sich doch um ein Nierenleiden gehandelt hat, so mag es in den übrigen Fällen, die nicht weiter von Chirurgen beobachtet worden sind, gleichfalls der Fall gewesen sein. Ich verfüge über viele Fälle, wo früher eine Appendektomie gemacht worden war und wo im Anschluss an die Operation resp. den Aufenthalt im Krankenhause die Beschwerden eine Zeit lang geschwunden waren, später aber wieder auftraten und wo ich später trotz der entfernten Appendix einen schmerzhaften Mac Burneyschen Punkt und einen Psoaschmerz gefunden, ausserdem lumbalen Sukkussionsschmerz und Erythrozyten im Harn. Andere Fälle, wo ich die Diagnose „Nierenkolik“ gestellt hatte, wurden später trotzdem appendektomiert und beschwerdefrei aus der chirurgischen Abteilung entlassen. Die Beschwerden und die vorher vorhandenen Erythrozyten stellten sich dann auch nach einiger Zeit wieder ein, wie in den Krankengeschichten näher ausgeführt werden wird.

Es empfiehlt sich, wenn bei appendizitischen Symptomen Erythrozyten im Harn gefunden werden, immer auf lumbalen Sukkussionsschmerz zu prüfen, und wenn letzterer positiv ist, zunächst die Diagnose eines Leidens der oberen Harnwege zu stellen; und wenn auch ausserdem ein palpabler schmerzhafter verdickter Wurmfortsatz oder eine schmerzhafte Resistenz in der Appendixgegend darauf hinweist, dass daneben auch eine Appendizitis vorhanden, so soll man annehmen, dass beide Leiden nebeneinander bestehen.

Stammen die roten Blutkörperchen aus den unteren Harnwegen (Prostata, Blasenvarizen, Zystitis), so fehlt der lumbale Sukkussionsschmerz und Psoasschmerz so lange als die oberen Harnwege nicht sekundär in Mitleidenschaft gezogen sind.

Die zuweilen bei Gravidität (Ehrhardt und Garree) beobachtete Hämaturie verhält sich ebenso.

Bei Arteriosklerose, Stauungen im Gebiet der Kava, so bei Leberzirrhose mit konsekutiver Erweiterung der Blasenvenen (Langenbeck), finden wir gelegentlich ebenfalls Erythrozyten im Harn. Eine eingehende Untersuchung des Kranken und besonders der fehlende lumbale Sukkussionsschmerz und Psoasschmerz werden vor der fehlerhaften Annahme einer Erkrankung der oberen Harnwege bewahren.

Bei Infektionskrankheiten (Typhus abdominalis, exanthematicus, recurrens, Malaria, Influenza, Scharlach usw.) wird gelegentlich ein Erythrozytenbefund angetroffen bei Abwesenheit von Sukkussions- und Psoasschmerz. Bei Typhus abdominalis habe ich gelegentlich diese Schmerzphänomene beobachtet, als Zeichen einer Infektion der oberen Harnwege. Da nun eine Pyelitis unter typhusähnlichem Fieber verlaufen kann, so ist in solchen Fällen von Pyelotyphus, wo ausser Erythrozyten auch Leukozyten in vermehrter Menge angetroffen werden, eine Fehldiagnose wohl möglich und nur durch eine lückenlose klinische Untersuchung zu vermeiden (bakteriologische Untersuchung, Vidal).

Ferner kommen auch bei Skorbut, Morbus maculosus usw. Erythrozyten im Harn vor, und schliesslich auch bei einigen Vergiftungen (Kantharidin, Alkohol, Terpentin, Phosphor, Arsen, Schwefelsäure usw.).

Es müssen noch einige Worte zur mikroskopischen Untersuchung auf rote Blutkörperchen bemerkt werden. Zunächst muss ich darauf hinweisen, dass vielfach, wie ich es z. B. in manchen Kliniken gesehen habe, die Entnahme des Sediments aus dem Zentrifugenglas in unzweckmässiger Weise geschieht, indem ein Teil der Flüssigkeit vorsichtig abgegossen wird und dann mit einer Pipette das Sediment aufpipettiert wird. Bei diesem Verfahren wird das Sediment aufgewirbelt und diluiert. Man soll das Zentrifugenglas schnell umkippen, so dass die ganze Flüssigkeitsmenge plötzlich sich entleert. So bleibt das Sediment genügend konzentriert, so dass geringe Mengen von pathologischen Elementen leichter aufgefunden werden. Uebrigens haben sich die Kollegen in Rostock von den Vorzügen der letzteren Methode überzeugen können. Die Erythrozyten sind nun öfters durch die Einwirkung des salzhaltigen, bald hypotonischen, bald hypertonischen, alkalischen oder sauren Urins so verändert, dass, wer diese Veränderungen nicht ganz speziell studiert hat, öfters ahnungslos an den so veränderten Körpern vorbeischaut. Indem ich zu den verschiedensten Urinen Blut zugesetzt habe, den Urin stehen liess und dann das Sediment untersucht habe, habe ich Veränderungsformen der verschiedensten Art kennen gelernt. In den verschiedenen Urinen nehmen die roten Blutkörperchen ganz verschiedene Gestalt an. Man findet in dem einen Urin die roten Blutkörperchen wenig verändert, fast normal, oder nur etwas blasser gefärbt und von normaler Gestalt, in dem einen Urin sind die roten Blutkörperchen deutlich doppelt konturiert, in dem anderen nicht, bald sind sie von normaler Grösse, bald sehr klein, mikrozytenähnlich, bald vollkommen rund, bald poikilozytenartig unregelmässig geformt, zackig oder wie helle eckige Schollen aussehend und dann zuweilen gestreift, wie zerknittert. Auch können die Erythrozyten als Bruchstücke auftreten. Bald sind sie vollständig ausgelaugt, farblos, bald von normaler Farbe, bald hellbräunlich. Am leichtesten werden ausgelaugte Mikrozytenformen, eckig aussehende Schollen und Bruchstücke[1]) verkannt und übersehen.

---

1) Gumprecht hat die Erscheinung der Fragmentation der roten Blutkörperchen studiert und beschrieben. Sie besteht darin, dass die Erythrozyten amöboide Bewegungen ausführen, poikilozytenartige Fortsätze und Sprossen aussenden, worauf die letzteren sich abschnüren und Mikrozyten bilden. Schon Schultze hat dieses Phänomen am heizbaren Objekttisch bei 52° C nach ca. 20 Minuten eintreten sehen, worauf Arndt fand, dass sie auch bei niedrigeren Temperaturen (28°) nach etwa

Ich habe durch Blutfärbungsmethode alle diese Formen identifizieren können. Ich empfehle demjenigen, der in dem Erkennen der verschiedenen veränderten Formen der roten Blutkörperchen nicht versiert ist, eine Färbung vorzunehmen, wobei aber gesagt werden muss, dass die ausgelaugten roten Blutkörperchen durch Eosin sich nicht färben, sie färben sich aber mit Methylenblau ganz homogen hellblau und sind dadurch von anderen kernhaltigen Gebilden zu unterscheiden. Man kann aus dem Sediment (event. unter Zusatz von Eiweisslösung) auf dem Deckglas trocknen und dann färben oder man kann ins Zentrifugengläschen Eosin und Methylenblau tun, zentrifugieren und dann auswaschen. Auch durch Lugolsche Lösung sind die roten Blutkörperchen gut darstellbar, wenn letztere auf dem Objektträger mit dem Sediment vermischt wird. Fetttropfen sind unschwer erkennbar durch ihre starken lichtbrechenden Konturen, doch im Zweifelsfalle kann ja zur Sudanfärbung gegriffen werden. Ich selbst brauche jetzt selten eine Färbungsmethode anzuwenden und tue es meist nur dann, wenn ich Kollegen, die zwar sonstige grosse Laboratoriumserfahrung, diese speziellen Studien aber nicht gemacht haben, beweisen will, dass das von mir als Erythrozyt erkannte Gebilde tatsächlich ein solches ist.

---

12 Stunden eintritt. Maragliano wies nach, dass die Fragmentation eine Degenerationserscheinung der roten Blutkörperchen sei. Preyer konnte den Vorgang im künstlich erzeugten Extravasatblut beim Frosche erzeugen, Arnold sah Aehnliches bei der Diapedese und Cohnheim fand, dass die per diapedesim ausgetretenen Blutkörperchen kleinste Kügelchen bilden. Von anderen Autoren haben Ultzmann und ebenso Posner kleinste, ja staubförmige Blutkörperchen im Harn beobachtet, und Lavdowsky beschrieb eine „Zerklüftung" der roten Blutkörperchen. Eine physikalische Erklärung findet die Fragmentation in den Untersuchungen Gads und denen Quinckes, welche an Oeltropfen in heisser Sodalösung amöboide Bewegungen, Gestaltsveränderungen und Zerfallserscheinungen sahen, die ganz denen der Blutkörperchen bei Poikilozytose und Fragmentation glichen. Auch die Oeltropfen zerfallen in kleinste Kügelchen. Kölliker hat dann die Fragmentation der Erythrozyten in konzentrierter Harnstofflösung gesehen, und Preyer liess konzentrierte Harnstofflösung auf dem Deckglas verdampfen, worauf in dem darauf gebrachten Blut Fragmentation zu beobachten war. Gumprecht fand aber, dass Harn diese Wirkung nicht hat, weil derselbe eine diluierte Harnstofflösung vorstellt. Auch bei 12—15stündigem Zuwarten bleibt die Poikilozytose aus. Gumprecht fand, dass die Poikilozytose erst eintritt, wenn die Harnstoffkonzentration 8 pCt und mehr beträgt. Die Fragmentation an den mit dem Harn entleerten Blutkörperchen erklärt Gumprecht damit, dass nach Bowmann in die nach letzterem Autor benannten Kapseln konzentriert abgesondert wird, um später erst verdünnt zu werden. Gumprecht schliesst sich darnach der Anschauung Friedreichs an, dass Fragmentation der Blutkörperchen bei renaler Hämaturie sich fände, bei Blasenblutung aber nicht. Doch meiner Erfahrung nach können wir eine Fragmentation der roten Blutkörperchen auch dort beobachten, wo eine Nephritis sicher nicht besteht, so nicht selten bei Nierenbeckenblutung, gelegentlich aber auch dann, wenn wir Blut dem Harne zusetzen und letzteren längere Zeit stehen lassen. Es müssen also noch andere Umstände bei der Fragmentation eine Rolle spielen. Tatsächlich hat Maragliano gefunden, dass auch die Gerinnung eine Fragmentation bewirkt.

Andererseits kommen im Urin Gebilde vor, von der Grösse eines roten Blutkörperchens, rund und farblos, die auf den ersten Blick wie ein rotes Blutkörperchen aussehen oder wie ein Fetttropfen. Sonst sehr erfahrene Untersucher halten sie oft für Fetttropfen, andere aber für rote Blutkörperchen. Sie kommen oft in grosser Zahl im Urin vor. Erst bei sehr genauer Untersuchung und bei passender nicht zu heller Beleuchtung findet man, dass diese runden Gebilde einen ganz kleinen Kern von der Grösse eines Kokkus haben, der meist seitenständig ist. Bei Durchsuchung des Präparates findet man dann oft Exemplare, die zu zwei, drei und mehr kettenförmig aneinanderliegen. Es sind Sprosspilze, die gar nicht selten in normalem, mittels Katheter entleertem Urin beim Manne und beim Weibe zu finden sind. Man muss sie kennen, um sie nicht mit Erythrozyten zu verwechseln.

Somit ist das Erkennen von roten Blutkörperchen im Harn keine von vornherein gegebene Kunst für den, der die roten Blutkörperchen vom Blut her kennt, und es gehört ein spezielles Interesse und eine dahin gerichtete Aufmerksamkeit und längeres Studium dazu, um im Urin auch eine geringe Anzahl von stark veränderten Exemplaren nicht zu übersehen und richtig zu deuten. Heute geht eine solche Erfahrung so manchem, in anderen Laboratoriumsdingen wohl erfahrenen Kliniker ab. Und wenn Scheidemantel sagt, dass im Gegensatz zu Nephrolithiasis bei Pyelitis Blut im Harn nicht vorhanden ist, so ist diese unrichtige Angabe eben darauf zurückzuführen, dass er die Sedimente nicht aufmerksam genug untersucht hat.

Es kommt vor, dass, wo ich Erythrozyten im Sediment finde, andere Untersucher von der Anwesenheit solcher sich nicht überzeugen können. So bekomme ich denn gelegentlich zu hören, ich fände Erythrozyten dort, wo keine vorhanden sind. Einesteils zur Selbstkontrolle, andernfalls, um den Ungläubigen zu überzeugen, habe ich dann teils durch das Färbungsverfahren den Wahrheitsbeweis geliefert, teils habe ich die Guajakreaktion angestellt. Nun habe ich aber wiederum erfahren müssen, dass sowohl im Stuhl als auch im Harn die Guajakreaktion von anderen negativ gefunden wird, wo ich sie positiv finde. Das liegt eben an der Art der Ausführung derselben. Es kommt darauf sehr an, dass für jedes zu untersuchende Objekt die alkoholische Guajaklösung eine passende Konzentration hat. Wird die Guajaklösung zu stark genommen, wo nur sehr wenig Hämoglobin vorhanden ist, da fällt die Reaktion negativ aus, wird sie zu schwach genommen, wo sehr viel Hämoglobin vorhanden ist, so geschieht dasselbe. Ich führe die Reaktion so aus, dass ich mir stets drei oder mehr verschieden starke Guajaklösungen anfertige, von denen die schwächste ganz hellgelb gefärbt ist, die zu untersuchende Flüssigkeit wird zu gleichen Portionen in mehreren Reagenzgläsern verteilt, zu jeder Portion 15 Tropfen einer der Guajaklösungen zugesetzt und dann 15 Tropfen Terpentinöl. So sieht man oft, dass in einem Reagenzglas die Probe positiv ist, in dem anderen aber nicht. So ausgeführt ist die Guajakreaktion sehr zuverlässig. und hat mir Gelegenheit gegeben, mich davon zu überzeugen, dass das, was ich als stark veränderte Erythrozyten im Harn anspreche, keine Phantasiegebilde sind, wie manche meiner Kollegen meinen, sondern echte wahre Erythrozyten.

Bei sehr geringer Erythrozytenmenge wird allerdings auch .die Guajakprobe negativ ausfallen.

Jedenfalls kann ich zum Nachweis okkulter Nierenblutungen, wie ich sie nennen will, die Guajakprobe wohl empfehlen.

Leukozyten fehlen oft im Urin fast vollständig, wo rote Blutkörper zu finden sind.

Normaliter finden wir im Harn nur ganz vereinzelte Leukozyten, 1—2 im Gesichtsfelde. Eine Menge von 10—15 oder mehr im Gesichtsfelde muss schon als pathologisch angesehen werden. Wir finden aber ein aus massenhaft Leukozyten bestehendes Sediment oft dort, wo der Harn dem beobachtenden Auge klar erscheint. Immer muss daher auch der klar aussehende Harn zentrifugiert werden, was aber heute in Kliniken vielfach unterlassen wird.

Leukozyten enthaltende, auf den ersten Blick klar aussehende Urine müssen gegen das Licht im Reagenzglas genau angesehen werden, dann finden wir doch, ganz wie beim leukozytenhaltigen Lumbalpunktat, die Flüssigkeit wie Sonnenstaub aussehend. Was die Epithelien anlangt, so müssen Verbände von vielen Zellen oder gar zellenartige Epithelhaufen als pathologisch (vermehrte Epitheldesquamation oder Pyelitis proliferans) angesehen werden, besonders wenn es Fetttropfchenzellen sind. Auch einzeln liegende Fetttröpfchenzellen sind pathologisch.

Der Harn, welcher desquamierte Epithelverbände enthält, erscheint auf den ersten Blick klar, doch, in durchfallendem Licht betrachtet, sieht man kleinste weiche Flöckchen, die sich bei mikroskopischer Betrachtung als Epithelverbände erkennen lassen; in anderen Fällen sind es Leukozytenhaufen.

Was den Bakterienbefund anlangt, so ist es allgemein bekannt, dass ausgesprochene Bakteriurie sich durch eine Trübung des Harnes auszeichnet, welche im Gegensatz zu der durch zellige Elemente bedingten Trübung durch Sedimentierenlassen oder Zentrifugieren des Harnes nicht verschwindet. Mikroskopisch wird in solchen Fällen leicht nachgewiesen werden können, dass diese Trübung durch massenhafte Bakterien bedingt ist. Am häufigsten kommt eine solche Bakteriurie bei Pyelitis vor[1]). Bei

---

1) Nach Scheidemandel kommt es auch bei Paranephritis und manchen infektiösen Nephritiden zu Bakterienausscheidung, ohne dass das Nierenbecken erkrankt ist. Wenig wahrscheinlich erscheint mir die von Kornfeld beschriebene Bakteriurie, bei welcher andere pathologische Elemente im Harn vollständig fehlen sollen bei Gesundsein des Nierenbeckens und der Niere.

einer derartigen Bakteriurie sind andere pathologische Bestandteile wie
Leukozyten und Erythrozyten nur dann erkennbar, wenn sie in grossen
Mengen vorhanden sind, kleinere Mengen werden durch die Masse
der Bakterien so leicht verdeckt, dass sie schwer auffindbar werden.
Davon habe ich mich in Fällen überzeugen können, wo beispielsweise vorher sicher zu konstatierende Erythrozyten nach Auftreten
einer Bakteriurie nicht mehr zu finden waren, und erst dann wieder
sichtbar wurden, wenn die Bakterien spontan oder nach entsprechender Medikation gewichen waren. Doch auch in solchen Fällen lassen
sich die Zellbestandteile des Sedimentes durch entsprechende Färbe-
verfahren sichtbar machen.

Es ist falsch, eine Pyelitis auszuschliessen, wenn eine dem blossen
Auge sichtbare bakterielle Trübung des Harnes, eine manifeste Bakteriurie, fehlt. Der Harn kann auf den ersten Blick klar erscheinen und
doch können darum Bakterienkeime in deutlicher Menge beim Mikro-
skopieren des Sedimentes und durch das Kulturverfahren[1]) nachgewiesen
werden, wie ich es auf Grund zahlreicher Untersuchungen weiss. Eine
solche latente Bakteriurie geht dann nicht selten zeitweise in eine
manifeste über, welch letztere dann bei entsprechender Behandlung oder
spontan schwinden kann. Auch dieses Verhalten mahnt uns daran, dass
an einem klar erscheinenden Harn die Sedimentuntersuchung resp. das
Kulturverfahren nicht unterlassen werden darf, wie es leider so oft geschieht. Doch in einem sehr grossen Teil der durch Sukkussionsschmerz,
Psoasschmerz und Anwesenheit von roten Blutkörperchen oder anderen
pathologischen Elementen erkennbaren Erkrankung des Nierenapparates
fehlt jede Bakterienausscheidung. So fehlt sie oft bei Nephrolithiasis,
bei den durch Stauung im Nierenbecken bei Nephroptose und Gravidität
resp. Ovarialtumoren bedingten Beschwerden u. a. Bei Stauung im Nierenbecken können auch jegliche pathologische Formbestandteile im Urin
fehlen, so dass wir dann ganz ausschliesslich auf die Konstatierung des

---

1) Den Bakteriennachweis mittels Kulturverfahren gestalte ich folgendermassen.
Mit dem mittels Katheter steril entnommenen Harn werden Bouillonkölbchen beschickt
und andererseits werden Zentrifugenröhrchen mit dem Harn gefüllt. Der Harn fliesst
direkt aus dem Katheter in die Kölbchen resp. Röhrchen, nachdem die erste Portion
in ein anderes Gefäss zwecks anderweitiger Untersuchung aufgefangen ist. Die
Röhrchen werden sofort zentrifugiert, das Sediment resp. der die Kuppe des Röhrchens
nach dem Abgiessen füllende Harn direkt auf die Agarplatte ausgegossen und ohne
Benutzung einer Oese durch Herumdrehen und Schütteln der auf den Rand gestellten
Platte auf der Oberfläche des Nährbodens zur Verteilung gebracht. Auf diese Weise
erhalten wir eine Kultur aus dicht beieinanderstehenden kleinen Kolonien, die wie ein
Rasen aussehen. Vereinzelte (2—3) Kolonien auf der Platte betrachte als „zweifel-
haftes“ Resultat, falls es sich um Staphylokokken handelt, wenn auch im gegebenen
Fall in der Bouillonkultur gleichfalls Staphylokokken aufgekommen sind. Das Be-
weisende ist die Agarplatte und nicht die Bouillonkultur. Zur weiteren Verarbeitung
wird das Material der Agarplatte benutzt.

Sukkussionsschmerzes und des Psoasschmerzes resp. der druckschmerz-
haften Niere die Diagnose stützen oder die Pyelographie resp. Ureterenkatheterismus vornehmen müssen.

Ich möchte hier die Aufmerksamkeit auf das meines Wissens nicht beschriebene, von mir so genannte gelatinöse oder gallertige Harnsediment lenken. Giesst man vom Zentrifugat die Flüssigkeit ab, so bleibt ein
unflüssiger Bodensatz nach, der wie erstarrte Gallerte oder Gelatine aus-
sieht und beim Umkippen des Röhrchens nicht ausfliesst. Erst nach
kräftigem Schütteln des Bodens löst das Sediment sich von der Wand
und rutscht dann langsam in einzelnen Partien längs der Wand beim
Nachuntenhalten der Oeffnung heraus. Unter dem Mikroskop präsentiert
es sich als aus Zügen, Streifen und einzelnen dicken Balken bestehend,
die in verschiedener Richtung laufen. Beim Zusatz starker Essigsäure
und von Alkalien löst sich die Masse unter Schwinden jeder Struktur
auf, durch Essigsäure in geeigneter Verdünnung wird die Struktur deutlicher. Es scheint sich also um einen muzinartigen Körper zu handeln,
den ich Pyelomuzin nennen möchte. Dieses gelatinöse Sediment hat
die Eigenschaft, beim Erwärmen sich aufzulösen, ohne beim Erkalten
wieder auszufallen, auch löst es sich in kaltem destilliertem Wasser und
gelegentlich auch dann, wenn man es in einen anderen, kein gallertiges
Sediment gebenden Harn tut. Meinen langjährigen Erfahrungen nach
kommt das galatinöse Sediment dort vor, wo eine Erkrankung des
Nierenapparates sicher besteht oder wenigstens ein Verdacht darauf besteht (Nephritis, Pyelitis, Nephrolithiasis, Nephroptose usw.). Bei notorisch
Gesunden habe ich es nie konstatieren können. Und wenn hier und
dort ein Kollege, den ich auf das gelatinöse Sediment aufmerksam machte,
nach dem gelatinösen Sediment fahndete und mir dann eröffnete, dass
das gelatinöse Sediment bei Gesunden oft vorkomme, so gehörten diese
Kollegen zu denen, die weder den Sukkussionsschmerz berücksichtigen,
noch den Psoasschmerz und die einen Harn dann für normal anzusehen
pflegen, wenn er anscheinend klar entleert wurde und kein Eiweiss enthielt, und die nur wenig Erfahrung hatten in der Untersuchung des Sediments in anderen Fällen und keine Erfahrung im Untersuchen des
Sediments Gesunder. Ihr Zeugnis, dass die Harne mit gallertigem Sediment von Gesunden stammten, hat somit keine bindende Kraft. Zudem
kommt das gallertige Sediment bei Nephroptose, wohl als Folge der
Nierenbeckenstauung, vor, ohne dass irgend ein anderes Erkrankungs-
zeichen, wie Sukkussionsschmerz, Psoasschmerz, pathologische Zellbestandteile im Urin, Eiweiss vorhanden ist. Da muss die palpatorische Konstatierung der Nephroptose als genügend objektives Zeichen herhalten.
Und da auf Nephroptose von dem betreffenden Kollegen überhaupt in
den Fällen, wo sie bei angeblich gesunden Individuen gallertiges Sediment
gefunden haben, nicht gefahndet worden ist, oder nicht gefunden worden
ist, trotzdem sie, wie ich mich in einigen Fällen durch sorgfältige Nach-

untersuchung habe überzeugen können, sicher vorhanden war[1]), so muss ich eine so geartete Nachprüfung zurückweisen. Bei der Umfrage unter Kollegen teilte mir einer mit, er hätte selbst zuweilen ein gallertiges Sediment gehabt, und er hätte eine rechtsseitige Nephroptose, hätte auch schon Hämaturie gehabt. Ein anderer Kollege, Prof. Bennecke in Rostock, hatte bei einer seiner gynäkologischen Kranken einen Urin beobachtet, der gleich nach der Entleerung in toto gelatinös erstarrte, Geh.-Rat Kobert hatte die Substanz chemisch untersucht und als Pseudomuzin erkannt. Er selbst nimmt als Ursache der Bildung einer solchen Substanz bakterielle Wirkung an. Doch habe ich im gallertigen Sediment nicht immer Bakterien gefunden, oft erwies es sich, wenigstens auf den gewöhnlichen Nährböden, steril. Das gallertige Sediment ist bei ein und demselben Kranken nicht beständig, an einem Tage ist es vorhanden, an einem anderen fehlt es. Und das ist nicht wunderbar, da es sich in Abhängigkeit von dem Alkaleszenz- resp. Säuregrad oder von der Urinkonzentration (s. oben) sich lösen kann[2]).

Einige Worte müssen noch der Harnabsonderung bei Nierenbeckenerkrankungen gewidmet werden. Schon Guyon hat gefunden, dass die Pyelitis zu einer Polyurie führt infolge einer Reflexwirkung, ganz wie es auch die Affektionen der unteren Harnwege (Prostatitis) öfters tun. In der Tat finden wir aber die Polyurie in den hochentwickelten Formen

---

1) Es wird oft der Fehler begangen, dass auf Nephroptose nur in Horizontallage untersucht wird, nicht aber die Untersuchung in der Diagonallage oder noch besser in aufrechter Stellung der Kranken ausgeführt wird. So entgehen denn gar zu oft zweifellose Nephroptosen.

2) Dawidow zeigt, dass beim Vorhandensein von Zucker ein schleimiger Urin sich bilden kann, beim Menschen durch Bakterien, beim Hunde nach dem Verimpfen von Bact. vitiosus. Manche Autoren sehen diesen Schleim als Eiweisskörper an (Malerba), andere als Kohlehydrat (Caroneda, Albertoni). Wird der schleimhaltige Harn mit Aeher geschüttelt, so bildet sich eine gallertige Substanz, welche durch Alkohol kompakter wird und dann ausfällt. Dawidow trocknete diese ausgefällte Substanz. Die trockene Masse löste sich meist in kaltem, destilliertem Wasser, löste sich nur unvollständig in heissem Wasser, in HCl, löste sich aber vollständig in H_2SO_4 und HNO_3. In Essigsäure löste sie sich nicht. Durch Jod wurde sie nicht gefärbt. Dawidow dialysierte nun den schleimigen Urin. Die restierende Substanz enthielt kein N, sie gab keine Eiweissreaktion, sie reduzierte nicht, die Elementaranalyse ergab Gegenwart von Phosphor, Eisen, Schwefel. Da Mucine kein Phosphor enthalten, so kann es sich nicht um Mucies handeln.

Dawidow hält den Stoff für ein durch die Lebenstätigkeit der Bakterien entstandenes Nukleoproteid. Jedenfalls ist dieser Stoff mit der Substanz in den von mir beobachteten gallertigen Sedimenten nicht identisch, da letztere in zuckerfreien und meist bakterienfreien Harnen vorkommen. Morochowetz hat in diabetischen Harnen auch bei Abwesenheit von Bakterien einen geleeartiges Sediment gesehen, besonders wenn der Zucker zeitweise verschwindet. Diese Substanz enthält keinen N und ist daher ein Kohlehydrat, wie M. annimmt. Zum Unterschied zu diesem Stoff waren meine gallertigen Sedimente ausschliesslich bei Nichtdiabetikern vorhanden.

der Pyelitis, in den früheren Stadien ist die Urinmenge vermindert. Es wäre von Interesse, die Frage zu verfolgen, inwieweit eine Schädigung der Nierensubstanz tubulöser oder vaskulöser Art die Art der Harnabsonderung bei Pyelitis beeinflusst. Für die schweren Formen scheint eine Nierenschädigung und weniger eine Reflexwirkung als Ursache angenommen werden zu müssen, und es ist sehr wohl möglich, dass schon in den leichten Fällen von Nierenbeckenerkrankungen eine leichte Schädigung der Nierensubstanz vorhanden ist. Verdünnungsversuch, Konzentrationsversuch (Volhardt) und Funktionsprüfung der Niere nach Schlayer müssten in einschlägigen Fällen unternommen werden, um diese Frage zu lösen. Die ambulatorische Beobachtung meines Materials gestattete leider solche Versuche nicht.

Das hier gebrachte Krankenmaterial ist nur ein Teil der von mir im Laufe der Jahre beobachteten Fälle.

Ich habe fast ausschliesslich ambulatorisches Material zur Verfügung gehabt. Daher konnten nur sehr selten die Fälle so verarbeitet werden, dass sie auch andere, die über eigene Erfahrungen nicht verfügen, zur Ueberzeugung zwingen, dass meine Auffassung über das Wesen der betreffenden Fälle die richtige wäre. Nur selten kam es zur Sektion und nur in einer verhältnismässig geringen Anzahl von Fällen konnte die bakteriologische Untersuchung des Harns vorgenommen werden, nur an ausgewählten Fällen konnte eine Nephrographie, Pyelographie, Zystoskopie, Ureterenkatheterismus vorgenommen werden, und nur ein Teil der Fälle konnte so lange Zeit in Beobachtung bleiben, dass der Verlauf des Leidens die Diagnose sicherte.

Das in dieser Arbeit gebrachte Krankenmaterial besteht zum grössten Teil aus derartigen objektiv wohl genügend beweiskräftigen Fällen. Das Gros der sonst von mir beobachteten zahlreichen Fälle ist nur ein- bis zweimal von mir gesehen worden, ohne dass oben genannte Bedingungen erfüllt werden konnten. Hier bestand zwar für mich persönlich kein Zweifel, dass irgendein Nierenbeckenleiden vorliege, jedoch Ungläubige können mit einem solchen Material nicht zum Glauben gebracht werden. Daher habe ich von der letzten grossen Masse von Fällen nur einige wenige hier mitgeteilt.

Solche Fälle mitzuteilen, welche so klar waren, dass auch von anderer Seite die Diagnose einer Erkrankung der oberen Harnwege gestellt werden konnte (Eiterharn, manifester Blutharn, exzessive Druckschmerzhaftigkeit der Nierengegend, Tumorbildung usw.), habe ich nicht für nötig befunden, da es mir darauf ankam, zu zeigen, dass die von mir geübten Untersuchungsmethoden dort zur richtigen Diagnose führen, wo andere Aerzte und Versucher auf diagnostische Abwege geraten.

Und ganz besonders möchte ich nochmals aufmerksam machen auf die unter appendizitischen Symptomen und mit schmerzhaftem Mac Burney-Punkt verlaufenden Fälle, in welchen mich ausser den hier beschriebenen diagnostischen, auf ein Nierenbeckenleiden hinweisenden Zeichen auch eine methodische Palpation der Ileocökalgegend (beschrieben in meinem Buch „Die methodische Intestinalpalpation"), die mich in den Stand gesetzt hat, eine Appendizitis auszuschliessen[1]).

Ueberaus häufig sind die Fälle, wo ein Nierenbeckenleiden für eine Appendizitis gehalten wird (Fall 1, 2, 7, 10, 12, 13, 14, 19) und daher eine Appendektomie ausgeführt wird (1, 7, 12, 14, 19).

In anderen Fällen verlaufen sie unter gastrischen Symptomen, weshalb ein Ulcus oder ein anderes Magenleiden angenommen wird (Fall 20, 23) oder ein Darmkatarrh (Fall 11).

Nicht selten wurden die Fälle von anderer Seite als „Hysterie" angesehen (Fall 19, 28) oder als Rheumatismus (Fall 4, 6).

Oefters verlaufen die Nierenbeckenerkrankungen unter Blasenerscheinungen, in welchen Fällen die Kranken auf Blasenkatarrh behandelt werden (Fall 18).

Manche Fälle verliefen unter neuralgischen Symptomen (Fall 22, 8).

Die Nierenbeckenerkrankungen sind besonders bei Frauen überaus häufig, werden aber selbst von erfahrenen Aerzten und Klinikern sehr oft wegen dieses latenten oder maskierten Verlaufes verkannt. Am häufigsten sind die Nierenbeckendilatationen und die Pyelitiden, welch letztere schon bei Kindern sehr oft vorkommen soll (Göppert, Birk, Langstein) und zu chronischen, über Jahre sich erstreckenden und oft latent verlaufenden Affektionen führt. Birks Frage, was aus diesen chronischen kindlichen Pyelitiden später „in den grossen Krisen des weiblichen Lebens wird", d. h. während der Menstruation, Gravidität und Geburt, wird von Kermauer dahin beantwortet, dass beim erwachsenen und insbesondere schwangeren Weibe die Pyelitis nichts weiter als ein Relaps eines alten jahrzehntelang latent verlaufenen und unerkannten Nierenbeckenleidens wäre. Und dieser Auffassung können wir uns für eine grosse Mehrzahl der Fälle anschliessen.

Ein neues Licht wird in die Aetiologie der Nierenbeckeninfektionen durch die Lehren Pässlers und Raeders geworfen, welche ein ganzes Heer von Erkrankungen von den Tonsillen aus entstanden wissen wollen.

Nach Pässler führen Angina und chronische Mandelerkrankungen mit versteckten Eiteransammlungen und bakterienhaltigen Pfröpfen, weiter auch Erkrankungen der Zahnpulpa und alveoläre Pyorrhöe zu septischen Allgemeinerkrankungen aller Art, Störungen des Allgemeinzustandes, Kopfschmerzen, fieberhaften Zuständen, schleichenden Endokarditiden und

---

1) Nach de Quervains Sammelforschung wird in 5 pCt. aller auf die Diagnose Appendizitis hin operierten Fälle der Wurmfortsatz gesund befunden. Meiner Erfahrung nach ist der Prozentsatz auf mindestens 10 pCt. zu setzen, da der Chirurg in dem natürlichen Bestreben, seine Operation zu rechtfertigen, kleine Veränderungen, die sicher die Beschwerden nicht veranlasst haben, noch zu den kranken Wurmfortsätzen zählt.

Myokarditiden, Polyarthritiden usw., während schon Koppe-Seyler eine Sepsis und Gerich Gelenkrheumatismus von den Tonsillen ausgehen sah, und Kretz auf die Beziehung der Appendizitis zu infizierten Mandeln aufmerksam machte.

Pässler hat vaskuläre Schädigungen der Nieren mit Erythrozytenausscheidung gesehen und in anderen Fällen Dysurieen. Obzwar Pässler Nierenbeckenaffektionen im Gefolge von Tonsillitiden nicht erwähnt, so scheint es mir auf der Hand liegend, dass die von ihm beobachteten Dysurien auf einer von den Tonsillen aus infizierten Nierenbeckenaffektion beruhen mögen. Ich habe in einigen Fällen (5, 25) Pyelitis resp. Nephritis im Anschluss an Angina entstehen sehen.

Vordem ich das im Laufe des letzten Jahres an der Rostocker medizinischen Poliklinik beobachtete Material bringe, will ich einige markante Fälle aus früheren Jahren kurz mitteilen. Leider habe ich die Krankengeschichte dieser älteren Fälle nicht zur Hand und muss mich begnügen, dieselben nach dem Gedächtnis treu zu rekapitulieren.

I. Fälle aus früheren Jahren.

1. Im Jahre 1903 kam ein Fräulein in meine Behandlung, welchem wegen Schmerzen in der rechten Bauchseite vor $^1/_4$ Jahr eine Appendektomie gemacht worden war. Zunächst schwanden die Beschwerden, doch nach kurzer Zeit traten sie mit erneuter Heftigkeit auf (siehe S. 26). Ein Interner konstatierte Pyelitis und nach einer erfolglosen Behandlung in einem Krankenhaus wurde ihr geraten, sich wieder an einen Chirurgen zu wenden. Dazu liess sie sich aber jetzt nicht mehr bewegen und wandte sich an mich. Ich fand schmerzhaften Mac Burney-Punkt, rechtsseitigen Psoasschmerz, rechts lumbalen Sukkussionsschmerz, trüben Harn, im Sediment Eiterzellen und Erythrozyten, im steril entnommenen Harn Kolibakterien. Nach 10 wöchiger interner Behandlung (Bettruhe, Hitzeapplikation, Wildungen) wurde die Kranke geheilt und blieb es auch die folgenden 6 Jahre, bis ich die Kranke aus den Augen verlor.

2. Ich wurde zu einem Herrn gerufen, welcher angab, unter heftigen Schmerzen und erhöhter Temperatur rechts im Leibe erkrankt zu sein. Ein Arzt hatte Appendizitis konstatiert und zur Operation geraten. Ich fand, als der Operationsscheue (glücklicherweise) sich an mich wandte, schmerzhaften Mac Burney, rechts lumbalen Sukkussionsschmerz, rechts Boasschmerz und Erythrozyten in dem sonst klaren Harn, keine Spur von Exsudat, gut abtastbaren Psoas, gesundes Cökum und Pars coec. ilei und stellte die Diagnose Nierenstein. Die Schmerzen nahmen in den nächsten Tagen immer mehr zu, es traten Schmerzen beim Wasserlassen und dann Anurie ein, die nach einem Tage in Hämaturie überging, worauf allmählich die Beschwerden nachliessen. Der Kranke war 6 Jahre nachher in meiner Beobachtung und Behandlung, in welcher Zeit der Anfall ohne Hämaturie sich noch einmal wiederholte.

3. Ein Schauspieler hatte sich bei einem Sturz die linke Brustseite beschädigt. Ein Arzt hatte ihm Liegen und Kompressen verordnet, worauf die Schmerzen in der Brust sehr gemildert wurden. Doch nach 2 Tagen traten sehr heftige kolikartige Schmerzen im ganzen Leibe, besonders aber in der Oberbauchgegend auf. Der wiedergerufene Arzt erklärte, dass das wohl noch mit dem Sturz zusammenhänge und verordnete eine Salbe. Da die Schmerzen nicht wichen, wurde ich konsultiert. Ich fand einen stark gespannten Leib, der überall druckempfindlich war, besonders stark links

in der Oberbauchgegend. Links war auch äusserst starker lumbaler Sukkussionsschmerz vorhanden. Ich verordnete Morphium und nahm Urin zur Untersuchung mit,
in welchem sich Erythrozyten fanden. Bei meinem zweiten Besuch waren die Beschwerden erheblich geringer, die Druckschmerzhaftigkeit des Abdomens war geschwunden, und es war nunmehr nur der lumbale Sukkussionsschmerz vorhanden
(siehe S. 24). Nach einigen Tagen war der Kranke ganz schmerzfrei, nach einer
Woche waren auch die Erythrozyten verschwunden. Der Kranke, der bald darauf
den Ort verliess, schickte mir nach 3 Monaten einen nach einem wiederholten Anfall
abgegangenen Harnstein in einem Brief zu.

4. In meine Sprechstunde kam eine Dame mit Klagen über ständige Rückenschmerzen seit einigen Monaten. Ich fand links lumbalen Sukkussionsschmerz und
Erythrozyten im Harn. Da die Kranke meiner Diagnose Nierenstein keinen Glauben
schenkte, wandte sie sich an einen anderen Arzt, welcher die Diagnose Rheumatismus oder Neuralgie stellte.

Nach 3 Monaten wurde ich zu der Dame ins Haus gerufen. Sie hatte heftige
Schmerzen links im Leibe und in der Lendengegend, die Schmerzen strahlten in die
linke Inguinalgegend aus. Ausserdem war starker schmerzhafter Harndrang und
Pollakurie vorhanden. Der Harn war nunmehr trübe, mit eitrige Blutflöckchen ent-
haltendem Bodensatz. Bei einer Tagesmenge von ca. 3000 ccm blieb der Harn auch
nach dem Sedimentieren trübe (Bakteriurie). Die Temperatur war stark erhöht, auch
traten Schüttelfröste auf. Das Krankenlager dauerte 2 Monate, doch wurde die Kranke
vollständig wiederhergestellt, allerdings blieb der linksseitige lumbale Sukkussionsschmerz noch lange Zeit bestehen.

5. Ein 13jähriger Knabe, der ebenso wie seine Geschwister mehrere Male im
Jahre an Angina litt, erkrankte im Winter 1907 an Halsschmerzen, der Befund war
sehr gering, so dass sich der sehr eigenwillige Knabe nicht bewegen liess, das Zimmer
zu hüten. Beim Schneeschaufeln verspürte er Schmerzen im Rücken, die immer stärker
wurden. Als ich dann konsultiert wurde, fand ich links lumbalen Sukkussionsschmerz,
links Psoaschmerz. Im Urinsediment fand ich Leukozyten (20—30 im Gesichtsfeld),
Erythrozyten (10—15 im Gesichtsfeld), grampositive Kokken in Ketten
(Kultur nicht angelegt). Die Temperatur war erhöht, die Krankheit dauerte etwa
14 Tage ohne jemals später wiederzukehren. Es ist anzunehmen, dass an die abortive
Angina eine infektiöse Pyelitis sich angeschlossen hat[1]) (siehe S. 36).

6. Prakt. Arzt B., 52 Jahre. Der Kollege fühlt sich seit einer Woche „fiebrig“,
hat Kopfschmerzen und Rückenschmerzen, ist aber die Zeit über der Praxis nach-
gegangen.

Sensorium frei, Milz nicht vergrössert. Urin etwas trübe, hinterlässt beim Sedimentieren einen nur geringen Bodensatz. Im Sediment viele Eiterkörperchen und
mässig viel rote Blutkörperchen; kein Eiweiss. Diazo —. Rechts starker lumbaler
Sukkussionsschmerz und Psoaschmerz; links nicht. Temperatur 39. Da die Milz nicht
geschwollen und Diazo negativ ist, äusserte ich die Ansicht, dass es sich wohl um keinen
Typhus, sondern um eine Pyelitis handeln dürfte. Doch die bakteriologische Untersuchung des Urins ergab Typhusbazillen, nicht die erwarteten Kolibazillen.

Als ich mit diesem Bescheid beim Kollegen wieder eintrat, war schon ein anderer
Kollege bei ihm gewesen, der den nur etwas trüben Urin ohne sichtbaren Eiterboden-
satz, ohne ihn mikroskopiert zu haben, nicht als pyelitisch anerkannte und den
Sukkussionsschmerz verlacht hatte, „da jeder Mensch von Schlägen Schmerz verspürt“. Ich wurde vom Kollegen mit dem Bescheid empfangen, dass eine Pyelitis bei

---

1) Es ist merkwürdig, dass kurze Zeit nach diesem Falle der Artikel von Lenhartz über fieberhafte Pyelitis erschien. Mit Hülfe des lumbalen Sukkussionsschmerzes
habe ich den Fall richtig gedeutet.

ihm nicht vorhanden wäre, sondern wahrscheinlich ein Typhus. Letzteres konnte ich nun bejahen, ich bestand aber darauf, dass auch eine Pyelitis vorhanden wäre, und bezeichnete den Fall als Pyelotyphus.

Der Fall ist lehrreich dadurch, dass er uns zeigt, wie eine Infektionskrankheit eine Pyelitis hervorrufen kann.

Der Sukkussionsschmerz, Psoaschmerz und der Sedimentbefund konstatieren bloss eine Pyelitis, ob dieselbe eine primäre oder eine Teilerscheinung eines anderen Leidens ist, muss natürlich immer durch weitere Untersuchungen und Beobachtungen festgestellt werden. Uebrigens möchte ich hier darauf aufmerksam machen, dass die Kolipyelitis nicht selten ganz wie Typhus verläuft, unter schweren Allgemeinerscheinungen, Febris continua und Milzschwellung (Scheidemandel).

7. 22jähr. Fräulein leidet seit $1\frac{1}{2}$ Jahren an Schwellungen im Leibe. Vor $^3/_4$ Jahren wurde sie von einem Chirurgen untersucht, welcher, wie die Kranke genau angibt, auf den Blinddarm gedrückt hatte, und da hatte es furchtbar geschmerzt. Sie wurde darauf gleich am Blinddarm operiert. Während des Krankenhausaufenthaltes spürte sie nur wenig Schmerzen. Jedoch als sie aus dem Krankenhaus heraus war, fingen die alten Schmerzen wieder an. Bald gesellten sich auch Schmerzen beim Wasserlassen hinzu. Ein Urologe konstatierte Blasenkatarrh und machte Spülungen, die aber nicht halfen. Ich konstatierte rechts Nephroptose, rechts Psoaschmerz und lumbalen Sukkussionsschmerz. Mc. Burney-Punkt sehr schmerzhaft! Im Urin 5—6 Erythrozyten im Gesichtsfeld. Intensive Hitzebehandlung. Lindenblütentee, Ruhe und Bandage halfen uns besser und dauernder als die Appendektomie.

8. 32jähr. Apothekerfrau, leidet an Schmerzen im linken Bein, welche von den behandelnden Aerzten teils als neuralgisch, teils als rheumatisch gedeutet wurden und derenwegen der Kranken eine Kur in einem Moorbad verordnet worden war.

Bei der Untersuchung fand ich eine Neuralgie im Gebiet des N. cruralis. Links lumbaler Sukkussionsschmerz und Psoaschmerz, rechts nicht. Linke Niere ptotisch. Beim Versuch die linke Niere herunterzuziehen, gibt die Kranke einen heftigen Schmerz im Gebiet des N. cruralis, besonders vorn auf dem linken Oberschenkel an. Im eiweissfreien Urin vereinzelte Erythrozyten. Eine Liegekur, Mastkur und das Tragen einer Bandage bringt völliges und dauerndes Schwinden der Beschwerden herbei.

Ich lasse nun die Fälle folgen, die ich im Laufe des letzten Jahres in der medizinischen Poliklinik in Rostock beobachtet habe.

II. Fälle aus der Rostocker medizinischen Poliklinik.

9. Der Student X., krank seit 8 Tagen. Von anderer Seite war Rheumatismus diagnostiziert worden. Er klagt über heftige beständige Schmerzen im Rücken, die auch nachts vorhanden sind. Stuhlgang angehalten. Appetit gut. Beim Wasserlassen keine Beschwerden. Bei der Untersuchung fand sich ein ausgesprochener linksseitiger lumbaler Sukkussionsschmerz. Druck auf den Lumbadorsalis schmerzhaft. Latissimus nicht schmerzhaft. Ausgesprochener linksseitiger Psoaschmerz, nach oben zunehmend. nach unten abnehmend. Rechts kein Psoaschmerz.

Urin klar, kein Eiweiss, im spärlichen Sediment keine Leukozyten, 1—2 stark veränderte rote Blutkörperchen im Gesichtsfeld.

Ich diagnostizierte Nephrolithiasis und verordnete heisse Applikationen. Nach 5 Tagen vergingen die Schmerzen und der Kranke war dann einige Tage auf den Beinen. Darauf trat plötzlich Hämaturie auf ohne Schmerzen, deretwegen der Kranke auf der Privatstation der medizinischen Klinik in Rostock aufgenommen wurde. Der Ureterenkatheterismus ergab Erkrankung der linken Niere. Genauere Diagnose wurde nicht gestellt.

Epikrise. Die subjektiven Symptome und eine Urinuntersuchung, die die wenigen Erythrozyten nicht beachtete, liessen keine Nierenaffektion vermuten. Nur die Auslösung des lumbalen Sukkussionsschmerzes und des Psoasschmerzes erlaubte es, auf eine Nierenaffektion zu kommen.

10. Fa., Knabe von 14 Jahren. 21. 4. 1911. Polikl. Nr. 686. Wird wegen Blinddarmentzündung geschickt. Vor 14 Tagen plötzlich erkrankt mit Schüttelfrost, Kreuzschmerzen, Leibschmerzen und Kopfschmerzen, täglich Erbrechen und Appetitlosigkeit. Keine Beschwerden beim Urinieren. Fast täglich Schüttelfrost. Die Kreuzschmerzen sind beständig, exazerbieren aber 10—15 mal am Tage und werden dann sehr heftig.

Seit diesen 14 Tagen ist der Kranke obstipiert und hat nur 3 mal Stuhlgang gehabt.

2 Wochen vor Beginn der Schmerzen erkrankte der Kranke an einem pustulösen Ausschlag, welcher auch bis heute nicht ganz vergangen ist.

Status. Der Kranke macht einen schwerkranken Eindruck, ist aber bei Besinnung und antwortet, wenn auch unlustig, auf die gestellten Fragen. Er klagt besonders über Schmerzen im Rücken und im ganzen Leibe ohne besondere Lokalisation. Leib etwas gespannt, aber doch im Exspirium zur Ausführung der Tiefenpalpation eindrückbar, so dass sich Colon transversum, Coecum und Flexura sigmoidea palpieren lassen. Der Leib ist überall etwas druckempfindlich. Ausgesprochener Mac Burneyscher Schmerzpunkt. Besonders aber ist das rechte Hypochondrium sehr druckempfindlich, die Empfindlichkeit steigert sich bei bimanueller Tastung. Auch das linke Hypochondrium ist druckschmerzhaft, jedoch weniger als links.

Beiderseits starker lumbaler Sukkussionsschmerz, schon beim ganz leisen Aufklopfen äussert der Kranke deutlich nach vorne ausstrahlende Schmerzen, beim etwas stärkeren Aufklopfen werden die Schmerzen, besonders rechts, ganz unerträglich.

Rechts in der Appendixgegend starker Psoasschmerz, derselbe lässt sich bis nach oben ins Hypochondrium herein verfolgen und ist oben noch schmerzhafter als unten.

Auf dem Psoas in der Appendixgegend die Pars coecalis ilei als gurrender, weicher Strang palpierbar. Appendix daneben nicht zu tasten. Links ist der Psoasschmerz erheblich schwächer.

Was besagen nun in diesem Fall die verschiedenen Druckschmerzen, d. h. die beiderseitigen Psoasschmerzen, der beiderseitige lumbale Sukkussionsschmerz? Der Psoasschmerz machte eine Nierenbeckenaffektion wahrscheinlich, da er auf der einen Seite heftiger war als auf der anderen. Der lumbale Sukkussionsschmerz konnte mit Sicherheit auf die Nieren bezogen werden, da er schon bei sehr schwachem Klopfen stark empfunden wurde. Da er rechts bedeutend stärker war als links, musste vornehmlich die rechte Niere affiziert sein.

Trotzdem nun kein Eiweiss im Urin nachgewiesen wurde und trotzdem der Harn klar entleert wurde, untersuchte ich das Sediment in der Erwartung, pathologische Formelemente zu finden. Und in der Tat, es fanden sich einige Fettkörnchenzellen verschiedener Form und Grösse, zum Teil in ganzen Verbänden (Plaquards). Leukozyten etwa 10 und rote Blutkörperchen etwa 5—8 im Gesichtsfeld.

Für mich war es absolut sicher, dass der Kranke eine Pyelitis hatte. Ob es eine primäre Pyelitis war mit schweren Allgemeinerscheinungen oder ob die Pyelitis, wie in dem Fall 5, eine Teilerscheinung irgendeiner Infektionskrankheit war, das konnte in der Poliklinik nicht gleich entschieden werden und brauchte es auch nicht, da der Kranke auf die Kinderklinik dirigiert wurde, wo die weitere Beobachtung diese Frage entscheiden sollte.

In der Kinderklinik wurde sehr bald eine Meningitis[1]) konstatiert, doch meine Annahme, dass eine Pyelitis vorhanden wäre, wurde verworfen, da der Urin klar wäre und kein Eiweiss enthalte. Aus diesem Grunde war auch eine Sedimentuntersuchung unterlassen worden.

Der Kranke starb. Die Sektion deckte eine Meningitis und eine doppelseitige Pyelitis auf.

Epikrise: Der Fall zeigt die Wichtigkeit der Schmerzprüfung des Psoas und des lumbalen Sukkussionsschmerzes und die diagnostische Bedeutung auch ganz geringer pathologischer Sedimente bei Abwesenheit von Albumen für das Erkennen einer Nierenbeckenaffektion. Ohne diese Zeichen konnte letzteres Leiden nicht erkannt werden, denn 1. klagte der Kranke nicht über einseitige Schmerzen in der Nierengegend, sondern im ganzen Rücken und Leibe, 2. fehlten Urinbeschwerden, 3. war der Urin klar und fehlte Eiweiss.

11. Erna Bü., 5. 9. 1912. Seit jeher ist die Kranke blutarm, deswegen hat sie oft nicht arbeiten können. Vor $1^1/_2$ Jahren litt sie 3 Monate an Schmerzen im Rücken mit Husten und Auswurf. 3 Monate vor der ersten Vorstellung begannen wieder leichte Schmerzen im Rücken, die immer stärker werden und fast beständig anhalten. Seit 8 Tagen bestehen ausserdem Schmerzen in der linken Hälfte des Abdomens und Durchfall.

Status: Blasses 'Aussehen. Ueber linker Lungenspitze Dämpfung und Rasseln. Habitus enteroptoticus, costa X fluctuans.

Das Abdomen weich, nicht empfindlich, nur bei tieferem Druck auf die linke Bauchhälfte wurde ein recht starker Schmerz empfunden.

Das Colon transversum wurde in bogenförmigem Verlauf 3 Querfinger unter dem Nabel getastet, als stark kontrahierter, recht konsistenter Strang ohne Gurrgeräusch und ohne Druckschmerzhaftigkeit. Cökum an normaler Stelle, weich gurrend, nicht schmerzhaft. Flexura sigmoidea als weicher, nicht gurrender Strang tastbar, nicht schmerzhaft in seinem Verlauf. Dagegen ist der ganze linke Psoas vom Lig. Poupartii bis hoch hinauf über Nabelhöhe sehr druckschmerzhaft, besonders stark die oberen Partien, der rechte Psoas dagegen erweist sich als nicht druckschmerzhaft.

Während ich vorher an eine Darmkrankheit eventuell an eine Darmtuberkulose gedacht hatte, belehrte mich dieser einseitige, bis oben hinauf reichende Psoasschmerz eines anderen. Ich prüfte nun die Lumbalgegend und fand einen ausgesprochenen lumbalen Sukkussionsschmerz links, rechts dagegen fehlte er. Nun erst stellte ich an die Kranke die Frage, ob sie jemals an Urinbeschwerden gelitten hatte, und jetzt gestand die Kranke, dass sie seit 8 Tagen sehr oft und unter Schmerz uriniere, was sie vorher verschwiegen hatte.

Der eiweissfreie, saure, im auffallenden Licht klare, im durchfallenden leicht getrübte Urin wurde nun zentrifugiert. Das ziemlich reichliche Sediment des spontan gelassenen als auch des mit dem Katheter entnommenen Harns war gallertig, zeigte unter dem Mikroskop ein gestreiftes Aussehen und enthielt 15—20 rote Blutkörperchen und 15—20 Leukozyten im Gesichtsfelde. Nach Zusatz von konzentrierter Essigsäure löste sich die gelatinöse Masse auf, es verschwanden auch die roten Blutkörperchen, von den Leukozyten blieben die Kerne, und es trat jetzt eine Masse oxalsaurer Kristalle auf. Das Sediment des steril entnommenen Urins gab eine Reinkultur von Kolibazillen.

Der Urinbefund stimmte auffallend mit der Annahme überein, dass es sich um

---

1) Nach Langstein und anderen Autoren verläuft bei Kindern die Pyelitis nicht selten unter Symptomen, die vollständig einer Meningitis gleichen.

eine Nierenbeckenaffektion gehandelt hat. Es war auch das gallertige Sediment von grosser Wichtigkeit für eine weitere Stütze der Diagnose.

Die Kranke wurde zur weiteren Beobachtung in die Klinik aufgenommen.

Der Kranken wurde vom Abteilungsarzt (Dr. Beyer) Bolus alba gegen die Durchfälle verordnet, wonach diese aufhörten. Auch die Schmerzen nahmen ab und waren nach etwa 6 Tagen fast ganz vergangen, was den Abteilungsarzt veranlasste, das ganze Leiden und die Schmerzen mit dem Darm in Zusammenhang zu bringen. Eine Prüfung des Psoas- und Sukkussionsschmerzes war vom Abteilungsarzt nicht vorgenommen worden, ebensowenig eine Sedimentuntersuchung des Harns, „da Albumen fehlte". Ich konnte bei täglicher auf eigene Initiative unternommener Untersuchung des Sedimentes eine stete Abnahme der roten Blutkörperchen konstatieren — nach 6 Tagen waren sie ganz fort — ebenso auch ein stetes Abnehmen des Sukkussions- und des Psoasschmerzes. Das gelatinöse Sediment verschwand aus dem Urin; an manchen Tagen waren Urate vorhanden, einmal Phosphate und einige Male gar keine Kristalle. Die Schmerzen waren fast ganz vergangen. 10 Tage nach der Aufnahme trat eine starke Bakteriurie ein und ein heftiger Schmerzanfall. Darauf traten wieder rote Blutkörperchen im Urin auf, zuerst weniger, dann stets sich vermehrend, die Schmerzen wurden wieder etwas stärker.

18 Tage nach der Aufnahme traten sehr heftige Schmerzen in der Blasengegend auf und Brennen beim Urinieren, um am anderen Tage die ganze linke Bauchseite zu ergreifen und dann auch die linke Lumbalgegend. Auch musste die Kranke jetzt erbrechen. Die Schmerzen waren viel stärker wie früher und so heftig, dass zu Morphiuminjektionen Zuflucht genommen werden musste. Gleichzeitig waren wieder ein sehr starker lumbaler Sukkussionsschmerz und Psoasschmerzen aufgetreten. Der Abteilungsarzt hatte sich von mir nicht überzeugen lassen wollen, dass es sich um eine Nierenbeckenaffektion handelte. Und auch als er schliesslich, einen Monat nach der Aufnahme, auf mein Drängen eine Sedimentuntersuchung des Harns vornahm, fand er nur einige rote Blutkörperchen, denen er keine Bedeutung beimessen wollte. Eine so naheliegende bakteriologische Urinuntersuchung wurde nicht ausgeführt. Der Kollege berief einen Gynäkologen, welcher normalen Genitalbefund feststellte. Die von mir persönlich vorgenommene Harnuntersuchung stellte jetzt wieder das gelatinöse Sediment im Urin fest, zahlreiche rote Blutkörperchen — 10—15 im Gesichtsfelde —, hyaline Zylinder und Spuren von Eiweiss. Es wurde nun eine Röntgenaufnahme gemacht und auf der linken Seite ein erbsengrosses Konkrement im Anfang des Ureters konstatiert. 4 Tage dauerten die heftigen Schmerzen unter erhöhter Temperatur an, allmählich nahmen sie dann ab, allmählich gingen auch die roten Blutkörperchen im Urin wieder zurück, und auch der Sukkussionsschmerz und Psoasschmerz wurden geringer, und 8 Wochen nach Beginn des zweiten Anfalls waren die subjektiven Schmerzen beim Liegen gar nicht mehr vorhanden und nur beim Gehen wurden sie noch schwach verspürt. Der Sukkussionsschmerz links war zu dieser Zeit nicht mehr vorhanden, es bestand nur noch ein ganz schwacher Psoasschmerz. Im Urin habe ich jetzt keine roten Blutkörperchen mehr finden können. Die Kranke wurde 2 Monate nach der Aufnahme mit der klinischen Diagnose des Abteilungsarztes „Darmkatarrh" entlassen.

Epikrise: Der Fall lehrt uns wiederum, dass eine Sedimentuntersuchung nicht unterlassen werden kann, wenn der Urin klar erscheint und Eiweiss fehlt. Tatsächlich war von anderer Seite eine Sedimentuntersuchung aus diesem Grunde Wochen hindurch versäumt worden. Der Fall zeigt, dass eine manifeste Bakteriurie bei Nierenbeckenleiden nicht ständig vorhanden zu sein braucht, sondern auf kurze Zeit erscheinen und wieder schwinden kann, ohne dass die übrigen Erscheinungen schwinden. Er zeigt uns auch, dass selbst ganz geringe, leicht zu übersehende Blutkörperchenmengen im Sediment eine pathologische Bedeutung haben und nicht als etwas „nichts

Besonderes" angesehen werden dürfen. Schliesslich zeigt er uns, wie sicher lumbaler Sukkussionsschmerz und Psoasschmerz auf eine Erkrankung der oberen Harnwege hinweisen.

Ich möchte mir aus Anlass dieses Falles den Hinweis darauf erlauben, wie unendlich schwer es ist, Kranke, die man aus der Poliklinik auf die Station gibt, weiter in zweckentsprechender Weise zu beobachten, wenn es dem Abteilungsarzt nicht passt, dass Kranke seiner Abteilung anderen „zu Studienzwecken und Publikationszwecken" dienen. Wenn die vorgeschlagenen diagnostischen Eingriffe abgelehnt oder möglichst hinausgeschoben werden, wenn man deshalb, selbst unter steter Gefahr, mit dem Kollegen in die Haare zu geraten, auf eigene Faust versucht, so gut es geht, illegaliter verschiedene Untersuchungen zu machen, um Klarheit über den Fall zu bekommen, so ist das keine Freude. Man zieht es vor, in Zukunft doch lieber die Fälle poliklinisch zu beobachten.

12. Frau Ko., 26 Jahre. 3. 11. 1912. 5 Jahre verheiratet. 4 Kinder. Seit dem 3. Kinde weisser Fluss. Vor 3 Jahren Retroflexio operiert.

Seit 2 Jahren Schmerzen in der rechten Bauchseite von unten nach oben sich erstreckend und seit einem Jahre auch rechts im Rücken. Schmerz fast beständig, mitunter sehr stark, durch Körperbewegung verstärkt. Seit $^3/_4$ Jahr empfindet die Kranke ein Gefühl des Wundseins im Harnkanal. Die Kranke muss alle Stunde Wasser lassen, nachts dreimal.

Status: Rechts Nephroptose III. Grades. Beim Druck auf die Niere wird ein ebensolcher Schmerz empfunden, wie er auch sonst vorhanden ist. Mac Burneyscher Punkt schmerzhaft, doch bei der Palpation des Psoas zeigte es sich, dass der ganze Psoas bis hoch nach oben schmerzhaft ist, die Pars coecalis ilei auf dem Psoas deutlich tastbar. Der linke Psoas ist nicht schmerzhaft. Rechts sehr starker lumbaler Sukkussionsschmerz. War nach dieser Untersuchung die rechte Niere als Schmerzquelle zu betrachten, so wurde die Annahme einer Erkrankung der Harnwege durch die Untersuchung des mit dem Katheter entleerten Urins bestätigt. Der Urin reagierte sauer. Zahlreiche teils verfettete Epithelien der Harnwege, rote Blutkörperchen, ca. 5 im Gesichtsfelde und vereinzelte Leukozyten. Der Frau wurden heisse Applikationen und Ruhe verordnet. Nach 1 Woche gab die Kranke an, dass die Schmerzen im Rücken geschwunden seien, jedoch seien die Schmerzen rechts im Leibe geblieben. Der Sukkussionsschmerz der rechten Lendengegend war jetzt nicht mehr vorhanden, jedoch war jetzt der Schmerz auf Druck rechts unten im Leibe entsprechend dem Mac Burney auch bei oberflächlichem Druck sehr schmerzhaft, dabei bestand sehr starker Psoasschmerz rechts bis oben hinauf. Diesmal war gleich unterhalb der Pars coecalis ilei, dicht derselben anliegend, ein bleifederdickes wurmförmiges Gebilde zu tasten, welches Konsistenz und Volumen nicht veränderte und in welchem kein Gurrgeräusch zu erzeugen war, während die Pars coecalis ilei schlauchförmig war, Gurrgeräusche hören liess und seine Konsistenz und Volumen wechselte, ohne jemals zu einem wurmähnlichen Gebilde sich zu kontrahieren. Das wurmähnliche Gebilde war zweifellos die Appendix. Letztere war auch druckschmerzhaft, doch da der daneben liegende Bereich des Psoas in gleicher Weise schmerzhaft war, so konnte der beim Druck auf die Appendix hervorgerufene Schmerz nicht auf denselben bezogen werden. Immerhin hätte die starke Druckschmerzhaftigkeit der unteren Psoashälfte eine Appendizitis vermuten lassen, wenn die Untersuchung vor einer Woche nicht eine Nierenaffektion konstatiert hätte. So konnte denn angesichts des Schwindens des lumbalen Sukkussionsschmerzes der Psoasschmerz als von dem Ureter ausgehend (vielleicht infolge Wanderung eines Steines aus dem Nierenbecken in den Ureter) gedeutet werden.

Die Frau erschien nach 4 Tagen wieder mit der Angabe, dass die Schmerzen im Rücken auch jetzt nicht vorhanden seien, der Schmerz rechts im Leibe wäre aber noch schlimmer geworden. Jetzt war die Haut in dem rechten Hypogastrium sehr schmerzempfindlich, auch bei ganz leisem Druck war diese Gegend schmerzhaft, der Psoas besonders in seinen unteren Partien sehr schmerzhaft. Auch jetzt war die Appendix wie vor 4 Tagen palpabel und druckschmerzhaft, doch war der Schmerz bei Druck auf die Appendix genau derselbe wie auf den Psoas. Im Urin fanden sich diesmal keine roten Blutkörperchen.

Hätte ich die Kranke in solchem Zustande zum ersten Mal gesehen, so hätte ich an Appendizitis denken können. Doch da die Krankheit mit dem lumbalen Sukkussionsschmerz begonnen, so war ich auch jetzt geneigt, den jetzigen Schmerz als weiteres Stadium des früheren Schmerzes anzusehen. Es konnte natürlich auch ein gynäkologisches Leiden in Frage kommen. Da die Kranke jetzt gerade die Regeln hatte, so musste weitere Untersuchung unterbleiben und die Frau erhielt die Weisung, nach Beendigung der Regeln wiederzukommen, bis dahin aber das Bett zu hüten.

Die Frau wandte sich darauf, als die Schmerzen immer schlimmer wurden, an einen Arzt, der die Entwicklung der Krankheit vielleicht nicht beobachtet hatte, und wegen des Schmerzes in der Blinddarmgegend eine Appendizitis diagnostizierte, worauf die Kranke in die chirurgische Klinik geschickt wurde. Hier wurde eine Nierenröntgenaufnahme gemacht und ein Konkrement in der Gegend des oberen Ureters konstatiert. Doch in Anbetracht der Schmerzlosigkeit der Nierengegend wurde wegen des überaus schmerzhaften Mac Burneyschen Punktes eine ausserdem bestehende subakute Appendizitis angenommen und eine Appendektomie ausgeführt, bei welcher ich zugegen war. Der Wurmfortsatz lag parallel der Pars coecalis ilei, genau wie ich ihn palpiert hatte, war nicht verdickt und von normaler Konsistenz, auch waren keinerlei Adhäsionen vorhanden. Der Wurmfortsatz war in seiner ganzen Länge mit einem Mesenterium versehen (die damit zusammenhängende geringe Beweglichkeit war sicher die Ursache dessen, dass ich hier den normaldicken und normalkonsistenten Wurmfortsatz hatte tasten können). Bemerkenswert war, dass nicht nur der Wurmfortsatz, sondern auch die seröse Bedeckung der übrigen Intestinalteile dieser Gegend stark hyperämisch erschienen[1]), ebenso auch die rechtsseitigen Adnexe. Diese Hyperämie konnte sehr wohl eine sympathische sein infolge eines von einer krankhaft ergriffenen Stelle ausgehenden neurovaskulären Reflexes. Der ausgeschnittene und aufgeschnittene Wurmfortsatz hatte eine vollkommen normale Schleimhaut, keine Obliterationen und keine Verdickung der muskulofibrösen Wandschicht, er war leer.

Die histologische, in dem pathologischen Institut vorgenommene Untersuchung der Paraffinschnitte zeigte einen vollständig normalen Bau der Appendix, insbesondere keinerlei Veränderungen der Lakunen und Follikel, keine Infiltration der Muskelschicht. Nur die subserösen Gefässe erschienen erweitert und perivaskulär leicht infiltriert.

---

1) Denck hat wegen einer von ihm diagnostizierten Appendizitis einen Fall operiert, wo der Wurmfortsatz sich als vollständig normal erwies, jedoch ein seröser Erguss neben dem Cökum gefunden wurde, ohne dass der Ursprung desselben festgestellt werden konnte. Denck sagt, dass solche Fälle, wo seröser Erguss und gerötete Därme bei gesundem Wurmfortsatz gefunden werden, häufig sind. Es ist sehr wahrscheinlich, dass in dem Denckschen Falle, gleich wie in meinen Fällen 12 und 14 eine Erkrankung der oberen Harnwege vorgelegen hat, die zu appendizitischen Symptomen und zur sympathischen Reizung der gleichzeitigen Peritonealbedeckung der Intestina geführt hat.

(Eine vorher vorgenommene Untersuchung eines Gefrierschnittes hatte eine Epithelabstossung der oberflächlichen Schleimhautschicht ergeben, doch da im übrigen der Wurmfortsatz vollständig normal war, so wurde später das Präparat eingebettet und untersucht, um die Annahme zu stützen, dass die Epithelabstossung weiter nichts wie eine bei Gefrierschnitten der Appendix häufiges Kunstprodukt darstellt.)

Nach der Operation schwanden die Schmerzen in der Blinddarmgegend, doch hatte die Kranke 2 Tage lang heftige Schmerzen im Rücken, deretwegen zur Morphiumspritze gegriffen werden musste. Nach ca. 14 Tagen verliess die Kranke schmerzfrei und mit der Ueberzeugung, von einem Blinddarmleiden auf immer befreit worden zu sein, das Krankenhaus (siehe S. 26). Eine vorher in der chirurgischen Abteilung vorgenommene Röntgenuntersuchung der Niere stellte wieder rechts ein Nierenkonkrement fest.

Nach $^1/_2$ Jahr sah ich die Kranke wieder. Sie teilte mit, dass sie die ganze Zeit über „heimliche" Schmerzen rechts im Rücken gehabt hätte; ca. alle 3—4 Wochen aber wären die Schmerzen ca. 12—24 Stunden lang sehr heftig. Nur einmal während eines solchen Anfalls wären die Schmerzen nach vorne auf die rechte Leibeshälfte übergegangen.

Auch jetzt war der Mac Burneysche Punkt trotz Fehlens des Wurmfortsatzes sehr schmerzhaft. Es war hier starker Psoasschmerz vorhanden bis nach oben hinauf. Links fehlte der Psoasschmerz. Rechts ausgesprochener lumbaler Sukkussionsschmerz, links nicht. Rechts Lumbadorsalschmerz, links nicht. Rechts Druckschmerzhaftigkeit an der Austrittsstelle des Ischiadikus, links nicht. Im gallertigen Sediment des klar aussehenden, eiweissfreien Urins wenige Fettkörnchenzellen, wenige Leukozyten mit ca. 6—7 Erythrozyten im Gesichtsfeld.

Bei der jetzt vorgenommenen Röntgenuntersuchung konnte kein Konkrement konstatiert werden. Aus dem steril entnommenen Urin konnten aber sowohl auf Bouillon als auch auf Agar Staphylokokken gezüchtet werden. Eine zystoskopische resp. pyelographische Untersuchung gestattete die Frau nicht. Ich verordnete aber Bettruhe, Hitzeapplikationen, Urotropin, da ich nun annahm, dass es sich um infizierte Nierenbeckenerweiterung infolge Nephroptose handelte, und nach dem Aufstehen das Tragen einer Bandage. Diese Behandlung hatte vollen Erfolg.

Epikrise. Dieser Fall ist lehrreich, sofern er ein leuchtendes Beispiel ist im Kapitel der Pseudoappendizitis und uns erklärt, warum so oft gesunde Fortsätze exstirpiert werden. Auch hier war erst durch das Vorhandensein des lumbalen Sukkussionsschmerzes und des Psoasschmerzes die Notwendigkeit einer sorgfältigen Sedimentuntersuchung nahegelegt worden, auch hier zeigte es sich, dass auch eine ganz geringe Zahl Erythrozyten im Harn diagnostisch verwertet werden muss.

Die schmerzfreie Periode einige Zeit lang nach der Operation und zur Zeit der Entlassung aus der chirurgischen Anstalt wird in ähnlichen Fällen als operative Heilung eines Wurmfortsatzleidens angesehen, während der weitere Verlauf zeigt, dass von einer Heilung nicht die Rede ist (siehe S. 26).

13. Erna Ka., 21 Jahre. Erkrankte 2 Monate vor der ersten Vorstellung. Abends hatte die Kranke damals starken Heisshunger und etwas Schmerz rechts im Leibe und einmal Erbrechen. Um 4 Uhr nachts wachte sie auf vor Schmerzen. Diese hielten den ganzen Tag und die nächste Nacht an, so dass ein Arzt ihr eine Morphiuminjektion geben musste. Seitdem hat sie beständig Schmerzen, nachts wacht sie vor Schmerzen auf. Bald sind die Schmerzen schwächer, bald stärker. Nach dem Essen verschlimmern sich die Schmerzen nicht, jedoch beim Gehen, Arbeiten, Heben werden die Schmerzen stärker. Beim Heben, Bücken, Sichaufrichten Schmerzen im Rücken, sonst aber werden die beständigen Schmerzen vorne rechts im Leibe gefühlt. Keine Beschwerden beim Wasserlassen, keine Verstopfung. Hat damals 14 Tage zu Bett gelegen.

Am ersten Tage der Krankheit hatte die Kranke Schüttelfrost, 8 Tage später wiederholte sich der Schüttelfrost, in der übrigen Zeit weder Schüttelfrost noch Frösteln. Die während der Krankheit mehrmals vorgenommene Temperaturmessung ergab laut Angabe der Kranken subfebrile Temperaturen (bis 38,0).

Status. Bei der Untersuchung ist Mac Burney druckschmerzhaft. An dieser Stelle ist auch der Psoas schmerzhaft, aber der Psoasschmerz reicht bis oben herauf, während die unterste, dem Ligam. Poup. angrenzende Partie des Psoas wenig schmerzhaft ist. Die oberste Partie des Psoas dagegen ist sehr schmerzhaft. Links fehlt der Psoasschmerz.

Bei der Untersuchung findet sich ein Coecum mobile, beim Heraufschieben des Coecum wird Schmerz geäussert (Zerrung des Mesenteriums). Auch lässt sich die Flexura hepatica nach innen verschieben.

Auf dem Psoas ist unten die Pars coecalis ilei palpabel. Unterhalb derselben lässt sich zunächst kein anderer Strang auf dem Psoas tasten, aber bei der am anderen Tage vorgenommenen Untersuchung ist hier unterhalb der Pars coecalis ilei ein wurmähnliches, druckempfindliches Gebilde zu palpieren, welches sich nach aussen schieben lässt und dann in dem unteren Ileocökalwinkel als zusammengerollter „Wurm" sich reprasentiert. Beim Druck auf dieses Gebilde, den Wurmfortsatz, wird Schmerz in der Nabelgegend angegeben. Doch auch die hintere Bauchwand in der Umgebung der Appendix ist schmerzhaft.

Keine oberflächliche oder tiefe Hautschmerzhaftigkeit und keine Muskelschmorzhaftigkeit in der Ileocökalgegend.

Der Latissimus ist nicht schmerzhaft. Wohl aber ist der obere Teil des Lumbodorsalis rechts sehr druckschmerzhaft.

Rechts ist lumbaler Sukkussionsschmerz vorhanden, wobei auch Schmerz rechts vorne im Leibe angegeben wird.

Es ist eine Nephroptose 3. Grades (im Stehen bestimmt) rechts vorhanden, beim Heraufdrücken und beim Herunterziehen der etwas vergrössert erscheinenden Niere werden Schmerzen rechts angegeben dort, wo sie gewöhnlich gespürt werden.

Im Urin kein Eiweiss, aber rote Blutkörperchen (3—4—5 im Gesichtsfeld) und grosse Fettkörnchenzellen, wenig Leukozyten. Der Harn ist klar. Der steril entnommene Urin wird bakteriologisch untersucht. Es wachsen in Bouillon und Agar grampositive Kokken. Eine Röntgenaufnahme zeigt keine Konkremente.

Nach allem lässt sich annehmen, dass eine Affektion des Nierenbeckens vorhanden ist. Doch erhebt sich die Frage, ob daneben noch eine Wurmfortsatzerkrankung vorhanden ist. Die Beweglichkeit und die mangelnde Verdickung desselben spricht dagegen, die Transmission des Schmerzes beim Druck auf den Wurmfortsatz spricht dafür.

Die gynäkologische Untersuchung ergibt eine rechtsseitige Salpingitis. Die in der gynäkologischen Klinik ausgeführte Zystoskopie zeigt eine starke lokale Rötung beider Ureterenmündungen, woraus auf eine Pyelitis geschlossen wurde. Somit ist es sehr möglich, dass das Genitalleiden, wie so oft, die Ursache eines Nierenbeckenleidens ist.

Die Kranke wird auf die innere Abteilung gelegt. Dort dauert der Erythrozytenbefund im Urin fort. Die Temperaturmessung gibt während des Krankenhausaufenthaltes normale Temperaturen, die Urinmessung normale Urinmengen. Allmählich lassen die Schmerzen rechts im Leibe nach und vergehen schliesslich ganz; indessen treten Schmerzen links auf, wenn auch von geringerer Intensität wie vorher die Schmerzen rechts.

In dieser Zeit — nach 10 Tagen — wurde die Kranke wieder von mir untersucht. Es fanden sich wieder Erythrozyten im Harn. Der lumbale Sukkussionsschmerz und der Psoasschmerz rechts waren ganz geschwunden, auch war der Mac Burney nicht mehr schmerzhaft, ebensowenig der Wurmfortsatz. Doch war jetzt ein Sukkussionsschmerz und ein Psoasschmerz links nachzuweisen; auch ist der dem Mac Burney entsprechende Punkt links jetzt schmerzhaft. Diese Schmerzhaftigkeit dauert etwa 1 Woche lang an, um dann ganz zu schwinden. Es schwanden damit auch die Erythrozyten aus dem Harn. Der mit dem Katheter steril entnommene Harn erweist sich jetzt steril.

Mit der Wiederaufnahme der Arbeit stellten sich wieder Schmerzen beiderseits vorne im Leibe und zum Teil in den Seitenteilen ein.

Die jetzt von Dr. Lehmann auf der chirurgischen Klinik vorgenommene Pyelographie ergibt beiderseitige Erweiterung der Nierenbecken, rechts stärker. Somit wurde der endgültige Beweis erbracht, dass tatsächlich, wie bei der ersten von mir vorgenommenen Untersuchung angenommen wurde, eine Affektion der oberen Harnwege vorliegt. Die vorhandene Nephroptose dürfte als Ursache der Pyelektasie angenommen werden. Nach Verordnung einer Bandage schwinden die Schmerzen vollständig.

Epikrise: In diesem Fall hat nur der Nachweis von Erythrozyten im Harn und der lumbale Sukkussionsschmerz die unter dem Bilde einer Wurmfortsatzerkrankung verlaufende Nierenbeckenaffektion als solche erkennen lassen, und eine Appendizitisoperation verhütet. Die Druckschmerzheftigkeit der Appendix und seiner Umgebung war durch eine sympathische Reizung bedingt gewesen.

14. Elsa Ma., 22 Jahre. Klagt seit einer Woche über Schmerzen in der rechten Leibeshälfte vorn, mehr in der unteren Partie, etwa der Blinddarmgegend entsprechend.

Bei der Untersuchung ist der Mac Burneysche Punkt auf Druck deutlich schmerzhaft, die entsprechende Stelle links aber nicht druckschmerzhaft. Daselbst ist auch eine deutliche Muskelspannung vorhanden, doch letzterer beschränkt sich nicht auf die untere Partie, sondern dehnt sich in gleicher Weise auf die obere Partie der rechten Bauchseite aus, bis zum Rippenrand. Doch bei regelmässig tiefem Atmen erschlaffen die Bauchdecken im Exspirium so weit, dass man die hintere Bauchwand bzw. den Psoas erreichen kann. Letzterer erweist sich stark druckschmerzhaft von unten bis hoch nach oben, die obere Partie ist sogar stärker schmerzhaft als die untere, dem Mac Burney entsprechende Partie des Psoas. Der linke Psoas ist nicht druckschmerzhaft. Ein Exsudat bzw. Resistenz ist bei der Tiefenpalpation sicher nicht vorhanden, der Wurmfortsatz ist nicht tastbar, während die Pars coecalis ilei deutlich tastbar ist.

Auf Grund dieser Befunde erschien es es mir nun unwahrscheinlich, dass eine Appendizitis im Spiele sei. Rechts liess sich nun ein lumbaler Sukkussionsschmerz nachweisen, wobei der Schmerz ganz deutlich in die Blinddarmgegend ausstrahlt, während links kein Sukkussionsschmerz vorhanden ist, der rechte Sakrolumbalis ist auch druckschmerzhaft, während der linke nicht schmerzhaft ist.

Dieser Befund liess mich an Nephrolithiasis denken mit Ausstrahlung der Schmerzen in die Blinddarmgegend. Da nun aber der mit dem Katheter entnommene Urin weder Leukozyten noch rote Blutkörperchen enthielt, dachte ich an eingeklemmten Ureterstein (Israel). Während ich nun zur Vorbereitung einer Röntgenaufnahme fort war, wurde die Kranke von einem Kollegen in der Poliklinik untersucht und auf Grund der Druckschmerzhaftigkeit der Blinddarmgegend sofort der chirurgischen Abteilung überwiesen, wo sie gleich aufgenommen wurde.

Als ich nun am nächsten Morgen mich in die chirurgische Abteilung begab, um meine Beobachtungen mitzuteilen, da erfuhr ich, an der Kranken wäre schon am Nachmittag des vorigen Tages eine Appendixoperation gemacht worden, doch der Wurmfortsatz wäre gesund befunden worden. Auch bei der histologischen Untersuchung der entfernten Appendix fanden sich keine Anzeichen einer Appendizitis. Gleich nach der Operation waren die Schmerzen in der Blinddarmgegend geschwunden, doch etwa 2 Tage lang klagte die Patientin über heftige Schmerzen im Rücken (vgl. Fall 12). Die später vorgenommene einmalige Röntgenaufnahme zeigte kein Konkrement.

Somit ist es nicht sicher, ob eine Nephrolithiasis vorhanden war oder nicht. Der negative Röntgenbefund erlaubt es keineswegs, sie auszuschliessen.

Wie dem auch sei, sicher ist, dass trotz der Blinddarmsymptome eine Appendizitis nicht vorhanden war, und dass irgendeine Affektion des Nierenapparates, sei es Stein oder sei es Einklemmung der Niere, Blinddarmsymptome ausgelöst haben.

Dass eine Umkehr der Schmerzen nach der Operation eingetreten ist, ist sicher dem Einfluss der Narkose zu verdanken, ganz wie in dem Fall 12, wo ebenfalls nach der Narkose die Schmerzen aus der Blinddarmgegend in den Rücken „zurückwanderten“.

Beschwerdefrei wurde die Kranke entlassen, glücklich über die Heilung und Rettung aus grosser Gefahr (siehe S. 26). Doch gleich nach der Entlassung stellten sich leichte Rückenschmerzen ein. Nach 6 Wochen aber traten wieder heftige Schmerzen rechts im Leibe auf und Stiche auf der linken Seite. Die Schmerzen zogen sich jetzt auch in die Lumbalgegend und nach oben in die Zwischenschulterblattgegend hinauf.

Die Kranke stellte sich nun jetzt nicht etwa wieder den Chirurgen vor (vgl. das auf S. 27 Gesagte), sondern wandte sich an interne Hilfe und war nicht mehr dazu zu bewegen, sich den Chirurgen zu zeigen.

Ich fand trotz exstirpierter Appendix ausgesprochene Schmerzhaftigkeit des Mac Burneyschen Punktes, rechts sehr starken Psoasschmerz bis hoch hinauf und rechtsseitigen starken Sukkussionsschmerz mit Ausstrahlung in die Blinddarmgegend und nach oben intraskapulär. Links war nunmehr auch ein Psoasschmerz und ein schwacher Sukkussionsschmerz vorhanden.

Ganz deutlich liess sich jetzt rechts eine Nephroptose konstatieren, die Niere liess sich von oben umgreifen. Zog man die Niere nach unten, so wurden Schmerzen im Rücken und in der Blinddarmgegend angegeben.

Im Urin waren jetzt vereinzelte rote Blutkörperchen zu finden, keine Leukozyten, kein Eiweiss, aus dem steril entnommenen Harn wuchsen auf Agar und in Bouillon keine Bakterien.

Zystoskopisch und chromozystoskopisch wurde von Prof. Bennecke eine erhebliche Störung der Entleerung aus dem rechten Ureter konstatiert. Bei der Pyelographie erwies sich das rechte Nierenbecken deutlich erweitert.

Somit war es festgestellt, dass eine Nierenbeckenstauung infolge Nephroptose bestand, und dass diese einen Anfall hervorgerufen hatte, welcher eine Appendizitis vortäuschte.

Epikrise: Trotz fehlender Erythrozyten oder Leukozyten im Sediment konnten hier die appendizitisähnlichen Beschwerden (Défense musculaire, Mac Burney), welche die Chirurgen zu einer Operation verleiteten, von mir wegen des Vorhandenseins eines lumbalen Sukkussionsschmerzes in Uebereinstimmung mit dem negativen Befund bei der methodischen Palpation der Ileocökalgegend richtig auf ein Nierenbeckenleiden bezogen werden.

15. Ella He., 23 Jahre. Gibt an, dass sie seit 15 Monaten periodische Schmerzen in der linken Seite, und zwar unten am Thorax in der Axillarbreite hat. Während der Schmerzperioden ist mehrfach die Temperatur gemessen worden und ist dann erhöht gewesen (um 38 herum). Die letzte Schmerzperiode ist vor 4 Tagen beendet. Nie Beschwerden beim Wasserlassen. Die behandelnden Aerzte haben die Ursache des Leidens nicht aufgedeckt.

Status: Da die Kranke auf die Aufforderung, den Ort des Schmerzes anzugeben, auf die untere Thoraxpartie links in der Axillarbreite weist, denke ich zunächst an eine Pleuritis. Doch war nichts davon zu konstatieren. Es fand sich aber eine starke Druckschmerzhaftigkeit der unteren Thoraxpartie in der Axillarbreite.

Es fand sich nun ein starker Sukkussionsschmerz links, ebenso linker Latissimus-

schmerz und Lumbodorsalschmerz. Rechts fehlten diese Schmerzen. Es fehlte auch
der ischiadische Schmerz. Psoasschmerz links nur in der oberen Partie, unten ist der
Psoas nicht druckschmerzhaft.

Es konnte nun eine Affektion der oberen Harnwege links sicher angenommen
werden.

Der mit dem Katheter steril entleerte Urin war alkalisch und mässig trübe.
Beim Sedimentieren klärte er sich aber vollständig. Im Sediment fanden sich zahlreiche Eiterzellen, 4—6 rote Blutkörperchen im Gesichtsfelde und einige wenige
Kokken. Beim Kulturverfahren konnten Staphylokken in Reinkultur nachgewiesen
werden.

Die Chromozystoskopie (Prof. Bennecke) ergab rechts normale Verhältnisse,
während links eine erhebliche Störung der Urinentleerung aus dem linken Ureter be-
merkbar war. Es konnte zystoskopisch festgestellt werden, dass der Urin aus dem
linken Ureter kleine Partikel enthielt, die als Eiterflöckchen angesehen wurden.

Die Röntgenaufnahme und Pyelographie (Dr. Burchardt und Prof.
Bennecke) ergab im linken Nierenbecken ein fingergliedgrosses Konkrement, im
rechten ein erbsengrosses Konkrement, das linke Nierenbecken war stark erweitert,
das rechte etwas erweitert. Wohl infolge der Kollargolfüllung (vielleicht auch spontan) war schon in den nächsten Tagen der Urin klar, enthielt nur noch ganz wenig
Leukozyten und keine Erythrozyten im Sediment.

Auch bei dem nach einer Woche in der chirurgischen Klinik wiederholten
Ureterkatheterismus (Dr. Lehmann) war der Urin aus der linken Niere klar und
enthielt nur ein ganz geringes Sediment, bestehend aus wenigen Zellen und Leukozyten. Jedoch ergab die bakteriologische Untersuchung des Sediments wieder eine
Reinkultur von Staphylokokken, während das Sediment des ebenfalls klaren Urins
aus der rechten Niere steril war.

Somit wurde erst durch den Sukkussionsschmerz usw. die Aufmerksamkeit
darauf gelenkt, dass eine Affektion der oberen Harnwege die Ursache der Schmerzen
wäre, und dass die linksseitige Affektion die Beschwerden verursachte.

Alle weiteren spezialistischen Untersuchungen sind deshalb von mir veranlasst
worden, weil eben der Sukkussionsschmerz usw. vorhanden war.

Der Umstand, dass auch rechts ein Konkrement vorhanden war wurde von
einigen jungen chirurgischen Kollegen dahin gedeutet, dass der Sukkussionsschmerz
ein unzuverlässiges diagnostisches Mittel wäre, denn er hätte rechts gefehlt, trotzdem
ein Konkrement vorhanden war!!

Wenn ich sage, dass der Sukkussionsschmerz irgendeine Affektion der oberen
Harnwege anzeigt, so folgt daraus doch nicht das Umgekehrte, dass jede Affektion
einen Sukkussionsschmerz verursacht. Es ist doch eine genugsam bekannte Tatsache,
dass Steine ebenso wie in der Leber, so auch in der Niere latent vorhanden sein
können und dann gelegentlich auch dem objektiven Schmerznachweis entgehen können.

Die Kranke wurde in der chirurgischen Klinik zu Rostock mit ausgezeichnetem
Erfolg operiert. Es wurde eine Pyelotomie gemacht und ein grosser zackiger Stein
entfernt.

16. Minna Se. Vor $^1/_2$ Jahr begannen Schmerzen in der rechten Seite, d. h. in
der Axillarbreite in der unteren Thoraxpartie und vorn auf der Brust.

Seit 3 Monaten schwanger. Seit 8 Tagen sind die Schmerzen stärker geworden,
ziehen sich auf den Rücken und in die Blinddarmgegend, wo sie sehr heftig sind.
Blasses, elendes Aussehen. Temperatur 38,4. Uterus vergrössert, entsprechend dem
3.—4. Schwangerschaftsmonat.

Status. Rechts lumbaler Sukkussionsschmerz, Psoasschmerz besonders in den
oberen Partien, Lumbodorsalschmerz unter der 12. Rippe. Mac Burney schmerzhaft.
Druckschmerzhaftigkeit der unteren Thoraxpartie rechts.

Im sauren, etwas trüben Harn kein Eiweiss. Der Harn bleibt auch nach dem Stehen trübe. Das gallertige Sediment enthält 10—15 Leukozyten und 2—3 ausgelaugte Erythrozyten im Gesichtsfeld. Auch sind Diplokokken im Sediment des steril entnommenen Harns in vereinzelten Exemplaren zu sehen, die sich bei der Kultur auf Agar und Bouillon als Staphylokokken erweisen.

Die nun angeordnete Temperaturmessung ergibt im Laufe einer Woche tägliche unregelmässige Temperatursteigerungen um 38 herum, bald morgens, bald abends, die tägliche Urinmenge schwankt zwischen 600—900.

Die eingeschlagene Therapie (Bettruhe, lokale Hitzeanwendung, Milchdiät, Lindenblütentee, Urotropin) führt zu einer baldigen Genesung. Die Temperatur sinkt, die Urinmenge steigt, die Schmerzen schwinden, der Harn wird klar, es schwinden im Sediment Leukozyten, Erythrozyten und Staphylokokken, letztere bleiben aber durch die Kultur noch nachweisbar.

17. Frau Pö., 39 Jahre. Bald nach einem Abort traten unter Schüttelfrost heftige Schmerzen im Rücken und in der „Magengegend" auf. Die Schmerzen waren so stark, dass ein hinzugezogener Arzt Morphium einspritzen musste. Keine Urinbeschwerden.

Status. Bei der Untersuchung, 8 Tage nach Beginn der Erkrankung, fand sich rechts starker lumbaler Sukkussionsschmerz, starker Sukkussionsschmerz in der Gallenblasengegend, Lumbodorsalschmerz und Psoasschmerz in seinem ganzen Verlauf und zwar in den oberen Partien stärker. Rechte Niere war ptotisch, beim manuellen Herunterziehen derselben wurde Schmerz in der Blinddarmgegend geäussert, beim manuellen Heraufschieben der Niere Schmerz in der rechten Lumbalgegend.

Die Temperatur war 39,2.

Das gleichzeitige Vorhandensein von lumbalem Sukkussionsschmerz und Sukkussionsschmerz in der Gallenblasengegend konnte von einem Gallenblasenleiden herrühren. Doch die Schmerzen bei dem Herunterziehen und Heraufschieben der Niere sprechen dafür, dass eine schmerzerzeugende Erkrankung in der Niere vorhanden ist.

Im Urin konnte Urobilin (siehe S. 7) nachgewiesen werden, Albumen war negativ. Der Urin war klar, im gelatinösen Sediment fanden sich vermehrte Leukozyten und Erythrozyten 5—6 im Gesichtsfeld. Aus dem steril entnommenen Urin konnten Kolibazillen in Reinkultur nachgewiesen werden.

Die aus einem Nachbarort stammende Kranke wollte sich nicht ins Krankenhaus aufnehmen lassen und bekam die Weisung, die Temperatur und den Urin zu messen. Die Temperatur schwankte im Laufe der nächsten 2 Wochen zwischen 37 und 39. Die Urinmenge war 700—900. Unter Urotropin, Hitzeapplikation, Bettruhe liessen dann allmählich die Schmerzen nach, ohne ganz zu schwinden. Während der Urotropinmedikation schwand die Urobilinurie, um beim Aussetzen wieder zu erscheinen[1]). Die Kranke wurde von mir einmal im Nachbarort aufgesucht, sonst wurden die Berichte durch die Schwester der Kranken überbracht.

Eine genaue Beobachtung war nicht möglich.

Es scheint sich um eine allgemeine Koliaffektion gehandelt zu haben mit Beteiligung des Nierenbeckens und auch der Leber. Eine bakteriologische Blutuntersuchung konnte nicht ausgeführt werden.

18. Frau Vö. Seit einigen Jahren oft Schmerzen im Kreuz und im Rücken links in Schulterblatthöhe, die besonders beim Arbeiten auftreten. Vor $1^1/_2$ Jahren war ihr wegen Wanderniere eine Bandage verschrieben worden, im übrigen aber wurde Hysterie angenommen. Eigentliche Beschwerden beim Wasserlassen hat Patientin nie gehabt, doch muss sie oft Wasser lassen. Eines Tages hat Patientin sehr lange das

---

1) Vgl. meine Mitteilungen in der Deutschen med. Wochenschr. 1913. Nr. 34.

Wasser anhalten müssen und da traten gleich darauf unter Ohnmachtsgefühl heftige Schmerzen in der linken Seite auf und Schmerzen beim Wasserlassen und schmerzhafter häufiger Harndrang. Die Kranke wurde nun von einem Kollegen in der Poliklinik untersucht, im Sediment fanden sich viel Eiterkörperchen, und wurde daher Blasenkatarrh diagnostiziert, im übrigen aber die Kranke wieder als Hysterika bezeichnet.

Die Kranke wollte schon die Poliklinik verlassen, da bekam ich sie zum ersten Mal zu Gesicht. Als ich hörte, sie hätte eitrigen Urin, versuchte ich bei der bekleideten Kranken einen Sukkussionsschmerz auszulösen, und es erwies sich, dass links starker Sukkussionsschmerz vorhanden war, rechts aber nicht. Da die Kranke wiederkommen sollte, so versparte ich mir die weitere Untersuchung auf später. Ich war aber auf Grund des einseitigen lumbalen Sukkussionsschmerzes sicher, dass es sich um eine Pyelitis handeln müsste.

Doch die Kranke erschien erst 2 Monate nachher, und gab an, dass sie sehr krank gewesen wäre. Am nächsten Tage nach dem Besuch der Poliklinik wären Schüttelfröste und hohes Fieber eingetreten. Als die Schmerzen immer zunahmen und in der linken Seite unerträglich geworden wären, wäre ein Arzt Dr. Schlüter gerufen worden, welcher bei ihr mit beiden Händen einen Druck von hinten und vorne in der Nierengegend ausgeübt hatte und das wäre sehr schmerzhaft gewesen. Der Arzt hätte ihr gesagt, sie hätte eine Entzündung in der linken Niere. An Schmerzen, Urinbeschwerden, Fieber und Schüttelfrösten hätte sie dann mehrere Wochen gelitten, im ganzen hätte sie 5 Wochen das Bett gehütet. Nach dieser Zeit wären die Beschwerden ganz geschwunden gewesen.

Bei der Untersuchung fand ich nun die Frau stark heruntergekommen. Ein lumbaler Sukkussionsschmerz war jetzt nicht vorhanden, aber links Psoasschmerz bis hoch hinauf und Druckschmerz des Lumbodorsalis.

Im Urin fanden sich jetzt nur wenig Leukozyten und keine roten Blutkörperchen, wohl aber wuchsen in Bouillon und auf Agar aus dem steril entnommenen Urin gramnegative Kokken, welche Gelatine nicht verflüssigten und die Bouillon nicht trübten.

Nach einer Woche erschien die Frau wieder und gab an, sie hätte versucht wieder zu arbeiten, doch es wären jetzt wieder Schmerzen links hinten in der Nierengegend aufgetreten, die bis oben in den Rücken ausstrahlen.

Jetzt ist wieder links lumbaler Sukkussionsschmerz vorhanden, starker Psoasschmerz und Lumbodorsalschmerz. Die bimanuelle Betastung der linken Nierengegend sehr schmerzhaft.

Im Urinsediment waren jetzt die Leukozyten wieder vermehrt und auch rote Blutkörperchen waren zu finden. Aus dem steril entnommenen Urin wuchsen wieder dieselben gramnegativen Kokken.

Der Frau wurde nun Hitzebehandlung, Bettruhe, Lindenblütentee und Urotropin verordnet, mit welcher Behandlung die Frau dauernd beschwerdefrei wurde. Eine zystoskopische Untersuchung konnte nicht ausgeführt werden. Doch auch so ist es evident, dass die Frau an einer chronisch rezidivierenden Pyelitis leidet.

Epikrise: Auf die Diagnose Pyelitis war ich geleitet worden, ohne dass ich die Frau genauer untersucht hatte, allein durch die an der bekleideten Kranken ausgeführten Sukkussion.

Auch hier zeigt sich die pathologische Bedeutung des Erythrozytenbefundes im Urin, sofern die mit dem Nachlassen der Beschwerden verschwundenen Erythrozyten wieder auftraten, sobald die Beschwerden sich wieder einstellten.

19. Frau Emma Ha., 40 Jahre. Seit einigen Jahren Schmerzen in der rechten Nierengegend hinten und nach der Mitte des Bauches zu ausstrahlend; in letzter Zeit Schmerzen beim Urinlassen. Früher hat die Kranke einige Male Harnverhaltung unter heftigen Schmerzen gehabt.

Im Liegen lässt sich die Niere nicht palpieren, doch im Stehen wird eine Nephroptose III. Grades nachgewiesen, beim Herunterziehen der Niere wird Schmerz geäussert, der ganz ähnlich ist dem von der Kranken sonst geäusserten Schmerz.

Rechts lumbaler Sukkussionsschmerz und starker Psoasschmerz bis nach oben hinauf. Im Urin keine Leukozyten und keine roten Blutkörperchen.

Beim Durchsehen einer Krankenhauskrankengeschichte aus früherer Zeit ergab sich, dass vor 2 Jahren eine kurze Zeit lang Albumen und rote Blutkörperchen im Harn gefunden worden waren.

Da aber dieser Befund in einigen Tagen geschwunden war, wurde nach weiterer Beobachtung Hysterie diagnostiziert, und auch weiter wurde die Kranke als Hysterika behandelt. Eine Nephroptose ist übersehen worden, wie aus den diesbezüglichen Krankengeschichten hervorgeht.

Da die Kranke sich nicht mehr gezeigt hat, konnten keine weiteren Untersuchungen vorgenommen werden. Doch eins ist sicher, dass eine rechtsseitige Affektion des Nierenbeckens vorliegt, wahrscheinlich Nierenbeckendilatation infolge Nephroptose.

20. Frau Frieda Gr., 39 Jahre. Seit einigen Jahren beim Arbeiten Schmerzen, in der Ruhe nicht. Seit 8 Tagen sehr starke Schmerzen, gleich nach dem Essen Erbrechen. Der Schmerz fängt unter dem rechten Rippenbogen an und zieht sich in die Schulter.

Habitus enteroptoticus. Schlaffe Bauchdecken, links Nephroptose III. Grades. Kurvatur, Pylorus und Colon transversum ptotisch, palpierbar; oberhalb des Magens ein querer etwas druckschmerzhafter weicher Strang, das Pankreas, zu tasten. Aorta nach links stark geschlängelt. Vordere Wirbelsäulenfläche und Wirbelfortsätze auf Druck schmerzhaft; Hyperästhesie der hier sich ausbreitenden Nervengeflechte. — Beim Herunterziehen der rechten Niere werden dieselben Schmerzen angegeben, wie sie spontan empfunden werden.

Rechts starker Psoasschmerz bis oben hinauf, auch ist der Mac Burneysche Punkt schmerzhaft. Linker Psoas nicht druckschmerzhaft. Rechts starker Sukkussionsschmerz. Im steril entnommenen Urin mässig viel rote Blutkörperchen, keine Leukozyten, keine Bakterien.

Magensaftuntersuchung ergibt normale Verhältnisse.

Nach einer 2wöchigen Liegekur ohne jede Medikation oder Diät vergehen alle Beschwerden (die Kranke sollte tüchtig und alles essen) und es schwinden die roten Blutkörperchen aus dem Harn.

Hier handelte es sich zweifellos um nephroptotische Beschwerden infolge Nierenbeckendilatation.

21. Hans Gi. Seit 14 Tagen Schmerzen im Rücken bis zum Genick nach oben ausstrahlend. Kein Husten.

Ueber beiden Lungenspitzen feines Rasseln, keine Dämpfung, keine Veränderung des Atemgeräusches.

Links lumbaler Sukkussionsschmerz und Psoasschmerz bis oben hinauf. Im Urin kein Eiweiss, keine Leukozyten, aber rote Blutkörperchen ca. 20 im Gesichtsfeld.

Nach Verordnung von heissen Applikationen auf die linke Lumbalgegend, Ruhe und blande Diät vergehen die Schmerzen ganz und nach 2 Wochen sind nur noch ganz vereinzelte rote Blutkörperchen nachzuweisen. Nach 3 Wochen sind überhaupt keine roten Blutkörperchen im Urin mehr nachzuweisen. Dass es sich in diesem Fall um eine Affektion der oberen Harnwege linkerseits gehandelt hat, ist fraglos. Welcher Art die Affektion war, hätte durch weitere Untersuchungen (Bakterienkultur, Zystoskopie, Pyelographie, Nephrographie) entschieden werden können, doch gab sich der Kranke dazu nicht her.

22. Frau Auguste Wi. Klagt seit der letzten Geburt (vor 8 Wochen) über starke Schmerzen in der Lendengegend, besonders links, und im Epigastrium. Der Schmerz zieht sich links bis auf das Gesäss und die hintere Fläche des Beines. Der Appetit ist gänzlich geschwunden. In der ersten Zeit waren Schmerzen beim Wasserlassen und starker Harndrang da, welche Erscheinungen nach einer Liegekur vergangen sind. Jetzt, nachdem die Kranke wieder aufgestanden ist, muss sie wieder alle Augenblicke Urin lassen.

Die Kranke sieht sehr blass aus. Schwaches systolisches Geräusch an der Herzspitze. 2. Pulmonalton nicht akzentuiert, Herzgrenzen normal.

Ueber beiden Lungenspitzen feines Rasseln.

Links starker Psoasschmerz bis hoch hinauf und starker lumbaler Sukkussionsschmerz, rechts nicht. Links Lumbodorsalschmerz, besonders unter der 12. Rippe, rechts nicht. Links Druckschmerzhaftigkeit an der Austrittsstelle des Ischiadikus, rechts nicht.

Urin erscheint klar, hellgelb, spezifisches Gewicht 1008, enthält kein Eiweiss. Sediment des spontan gelassenen als auch mit Katheter entnommenen Harnes sehr gering, kaum als Beschlag der Kuppe sichtbar. Jedoch finden sich darin ca. 20—40 Leukozyten und ca. 3—4 Erythrozyten im Gesichtsfeld. Die Leukozyten sind teil weise in Klumpen verbacken. Die Urobilinprobe mittels Kupfersulfat fällt positiv aus. Die gynäkologische Untersuchung ergibt eine Retroposition und eine Perimetritis.

Im steril entnommenen Urin werden bei wiederholter Entnahme Kolibakterien durch das Kulturverfahren nachgewiesen.

Die im Laufe einer Woche vorgenommene Temperaturmessung ergibt eine erheblich erhöhte Temperatur, abends 38^0—39^0, die Urinmenge schwankte von 1100 bis 1300 täglich. Eine Woche nach der ersten Untersuchung war der Katheterharn nicht mehr klar, sondern trübe, und klärte sich nicht beim Sedimentieren. Es war nun eine manifeste Bakteriurie vorhanden.

Epikrise. Obwohl der Fall nicht weiter beobachtet werden konnte, so war es nach allem doch klar, dass es sich um eine Pyelitis handelte, welche ischiadische Symptome machte. Da kein Eiweiss im Urin enthalten war und der Urin klar aussah, so hat nur der Sukkussionsschmerz und der Psoasschmerz die Gedanken auf eine Affektion des Nierenapparates gelenkt und eine genaue mikroskopische und bakteriologische Untersuchung des Harns veranlasst.

23. Frau Zi. Die Kranke klagt seit $^1/_2$ Jahr über Schmerzen „im Magen" und Erbrechen nach dem Essen. Ein Kollege hatte eine Druckschmerzhaftigkeit im Epigastrium und eine Hypersekretion gefunden, und deshalb Ulkusverdacht ausgesprochen.

Ich fand ausgesprochenen lumbalen Sukkussionsschmerz rechts und rechtsseitigen Psoasschmerz.

Dieser Befund veranlasste mich, nun die vorher nur kurz von einem Famulus aufgenommene Anamnese zu vervollständigen. Dabei stellte sich heraus, dass die Schmerzen im Rücken und im rechten Hypochondrium sitzen, weiter, dass die Kranke sehr oft Harn lassen muss seit der Krankheit; sobald sich Harndrang einstellt, spürt sie Schmerzen auch rechts im Leibe.

Urin eiweissfrei, klar, aber im spärlichen Sediment sind 20—30 Leukozyten und 10—15 rote Blutkörperchen zu finden.

Da die Frau von auswärts gekommen ist und gleich fort muss, kann eine Röntgenaufnahme der Niere nicht gemacht werden.

Doch die eingeschlagene Therapie, Hitzeapplikation auf die Lumbalgegend und Ruhe hat einen guten Erfolg ohne jede Diät, die Schmerzen vergehen nach 12 Tagen ebenso wie das Erbrechen und der Harndrang.

Der nach 3 Wochen untersuchte Urin enthält keine Leukozyten mehr und nur noch ganz vereinzelte rote Blutkörperchen.

Epikrise: Ob es sich um Stein gehandelt hat oder Einklemmung der Niere, lässt sich mit Sicherheit nicht sagen. Jedenfalls hat es sich um eine Affektion der oberen Harnwege gehandelt, die unter dem Bilde eines Ulkus verlief, und nur durch den Sukkussionsschmerz und den daraufhin konstatierten Erythrozytenbefund im Urin als solche erkannt wurde.

24. Herbert Pi., 36 Jahre, wandernder Handwerker. Seit einer Woche Schmerzen in der Blinddarmgegend. Vor 4 Jahren hatte der Kranke dieselben Schmerzen. Am 4. Tage nach der Erkrankung wurde damals eine Blinddarmoperation bei ihm gemacht. Nach der Operation vergingen die Schmerzen nicht, sondern dauerten noch 3 Wochen an. Jetzt ist der Mac Burneysche Punkt exzessiv schmerzhaft. Die Blinddarmgegend und speziell der Psoas und auf dem Psoas die Pars coecalis ilei lassen sich gut abtasten, das Coecum und das Ascendens lassen sich etwas verschieben. Von Residuen einer Entzündung keine Spur. Der Psoas ist an der dem Mac Burney entsprechenden Stelle stark schmerzhaft, doch auch der ganze Oberteil des Psoas ist druckschmerzhaft und zwar noch schmerzhafter, als die untere Partie. Der linke Psoas ist nicht druckschmerzhaft. Rechterseits lumbaler Sukkussionsschmerz und Lumbadorsalschmerz. Beide fehlen links. Der Urin ist klar, enthält Spuren von Eiweiss, im spärlichen Sediment einige hyaline Zylinder und viele rote Blutkörperchen. Eine weitere Beobachtung des Kranken war nicht möglich, doch geht aus der Untersuchung hervor, dass eine Erkrankung der oberen Harnwege vorlag.

Epikrise. Bemerkenswert ist das Vorhandensein eines schmerzhaften Mac Burneyschen Punktes trotz der vor vielen Jahren unternommenen Appendizitisoperation. Es ist für mich klar, dass damals die Operation auf Grund des positiven Mac Burney unternommen worden war, und dass auch damals die Schmerzhaftigkeit desselben eine von der Niere fortgeleitete war: eine sehr häufige Ursache von Pseudoappendizitis. Dieser Fall ist einer von den zahlreichen von mir beobachteten Fällen, wo jahrelang nach ausgeführter Appendizitis der Mac Burneysche Punkt schmerzhaft blieb unter Fortdauern der Beschwerden. Die Chirurgen sehen und erfahren nichts von den Fällen, weil die Fälle vom praktischen Arzt und Internen weiter beobachtet werden. Aber die meisten Kranken figurieren in den Krankengeschichten der Chirurgen als geheilt.

25. Paul Sch. Mitte Oktober 1912 begannen nach einer Mandelentzündung Schmerzen im Kreuz, die Tag und Nacht anhielten. Ende Oktober war in der Poliklinik schwache Albuminurie und Leukozyten im Urin gefunden, weiter war notiert, dass keine Zylinder vorhanden waren. 2 Tage darauf (am 1. 11.) wurde wieder Albuminurie und Leukozyten gefunden, Erythrozyten wurden nicht gefunden. Als ich nun das Sediment selbst untersuchte, fand ich in jedem Gesichtsfelde 6—8 ausgelaugte kleine Erythrozyten (Mikrozyten).

Es war rechts starker Sukkussionsschmerz und Psoasschmerz vorhanden.

Es wurden heisse Applikationen verordnet und Diät. Nach einer Woche waren die Schmerzen fast vergangen, worauf die Behandlung unterbrochen wurde. Doch später stellten sich die Schmerzen wieder ein.

4. 12. Zahlreiche rote Blutkörperchen (20—30 im Gesichtsfelde). Die Guajakprobe war positiv. Albumen war nicht vorhanden, doch war das Sediment gallertig. Der steril entnommene Harn erwies sich beim Kulturverfahren als bakterienfrei.

19. 12. Nach wiederholter Behandlung sind die Schmerzen wieder fast ganz vergangen, es sind nur ganz wenige rote Blutkörperchen vorhanden (1—2 im Gesichtsfeld). Albumen fehlt. Es ist noch ein schwacher Sukkussionsschmerz nachzuweisen.

1. 4. 1913. Der Kranke hatte die Zeit über nur von Zeit zu Zeit beim Arbeiten Schmerzen. Sukkussionsschmerz schwach. Wenige rote Blutkörperchen. Albumen $+$.

Der Kranke wird ins Krankenhaus aufgenommen.

Im Krankenhaus wurde $^1/_2$ pM. Albumen gefunden, doch das Sediment wurde nicht untersucht.

Als ich nach 2 Wochen die Abteilung vertretungsweise auf eine Woche übernahm, fanden sich im Sediment Erythrozyten in geringer Menge. Die nun vorgenommene Röntgenuntersuchung zeigte keine Konkrementbildung. Der Sukkussionsschmerz und der Psoasschmerz waren ganz vergangen, Albumen fehlte. So wurde der Kranke entlassen.

Epikrise: Es handelt sich hier wahrscheinlich um sogenannte schmerzhafte Nephritis. Doch es kommt hier auf die genaue Diagnose nicht an, sondern darauf, dass bei der durch die geringe Albuminurie bewiesenen Affektion der oberen Harnwege die Trias: Sukkussionsschmerz, Psoasschmerz und Erythrozyten vorhanden waren, dass von anderer Seite auf diese drei Erscheinungen nicht geachtet worden ist, und dass daher, wenn die Albuminurie gefehlt hätte, eine Erkrankung der Niere beim Nichtbeachten der Symptome ebenso übersehen worden wäre, wie in dem folgenden Fall:

26. Sm. Leidet seit einiger Zeit an Husten und Auswurf, der zuweilen etwas blutig ist, in letzter Zeit Schmerzen im Rachen beim Schlucken. 8 Tage vor der ersten Vorstellung traten Schmerzen im Rücken ein.

Bei der Untersuchung am 26. 8. 1912 fand ich rechts lumbalen Sukkussionsschmerz und rechts Psoasschmerz. Auf die danach gestellte Frage teilte der Kranke mit, dass er vor 8 Jahren eine Nierenblutung gehabt habe.

Albumen fand sich nun nicht, wohl aber vereinzelte rote Blutkörperchen und ganze Verbände von grossen Fettkörnchenzellen. Es lag somit eine Affektion des Nierenapparates vor. Im Bereich des Oberlappens fand sich Dämpfung und Rasseln.

Der Kranke wurde nun spezialistisch wegen seiner Schluckbeschwerden untersucht und eine akute Schwellung der Epiglottis, der Taschenbänder und Aryknorpel gefunden.

Am 27. 8. fand sich etwas Eiweiss im Urin, wodurch die am vorigen Tage gemachte Annahme Bestätigung fand.

Der Kranke wird nun ins Krankenhaus übergeführt. Dort wurde bis zu der am 10. 10. erfolgten Entlassung Schmerzprüfung der Nierengegend nicht vorgenommen, auch wurde keine Sedimentuntersuchung gemacht, wohl deswegen, weil die ganze Zeit der Harn eiweissfrei war. Erst in den letzten Tagen vor der Entlassung trat wieder Eiweiss auf.

Am 15. 11. trat der Kranke wieder ins Krankenhaus ein und blieb dort bis zu seinem am 25. 11. erfolgten Tode. Eiweiss war auch jetzt nicht im Urin vorhanden.

Die Sektion ergab Lungentuberkulose, Larynxtuberkulose und parenchymatöse Nephritis.

Epikrise: Dieser Fall ist deshalb lehrreich, weil er zeigt, dass auch bei parenchymatöser Nephritis Eiweiss fehlen kann, und dass auch beim Fehlen von Eiweiss das Sediment untersucht werden sollte. Er zeigt ferner, dass auch bei parenchymatöser Nephritis, wohl infolge Kapselspannung, spontane Schmerzen und Sukkussionsschmerz vorhanden sein können.

Der Sukkussionsschmerz und die Erythrozyten im Harn erlaubten mir, eine Erkrankung der oberen Harnwege anzunehmen, ohne aber sagen zu können, welcher Art die Erkrankung war. Dass der Sukkussionsschmerz nur einseitig vorhanden war, zeigt, dass bei doppelseitiger Nephritis nur auf der einen Seite Veränderungen vorhanden zu sein brauchen, die Schmerz erzeugen, auf der anderen Seite aber fehlen können[1]).

---

1) Wie Casper zeigt, kommt es vor, dass bei doppelseitiger Nephritis nur in der einen Niere Blutaustritte entstehen, und Pousson beschreibt Fälle von doppelseitiger Nephritis, wo nur in der einen Niere durch Kapselspannung Schmerzen entstehen.

27. Hermann Wu. Klagt über Atemnot, Schwäche, Appetitlosigkeit.

Herz und Lunge ohne Befund. Blutdruck 130. Im Harn geringe Menge Eiweiss, im spärlichen Sediment massenhaft rote Blutkörperchen und einige gekörnte Zylinder. Tagesmenge des Harns herabgesetzt.

Links lumbaler Sukkussionsschmerz und Psoasschmerz bis hoch hinauf.

Dieser Fall einer zweifellosen Affektion des Nierenapparates bedarf keines weiteren Kommentars, trotzdem er nicht weiter beobachtet werden konnte. Es handelt sich wohl um eine Nephritis mit einseitiger Schmerzäusserung, infolge einer auf der einen Seite durch parenchymatöse Schwellung stärkeren Kapseldehnung.

28. Frau Wi. Seit der Geburt des ersten Kindes vor 11 Jahren oft Schmerzen unten im Leibe. Seit 6 Wochen sind die Schmerzen so stark, dass sie nicht gehen und nicht arbeiten kann, sie muss jetzt alle $1/_2$—1 Stunde Urin lassen am Tage, drei- bis viermal in der Nacht. Beim Urinlassen treten Schmerzen in der rechten Lumbalgegend auf, die nach vorn unten ausstrahlen. Rechts ist lumbaler Sukkussionsschmerz und Psoasschmerz bis oben hinauf nachzuweisen. Der Mac Burneysche Punkt ist schmerzhaft. Links fehlen diese Schmerzphänomene.

Der klare Urin ist ohne Eiweiss und ohne pathologische Formelemente, ohne Bakterien. Dieser letztere Umstand schloss eine Affektion des Nierenapparates nicht aus und schien mir dafür zu sprechen, dass eine Stauung im Nierenbecken die Ursache der Schmerzen sein könne. Da eine Nephroptose nicht nachweisbar war, lag es nahe, an ein gynäkologisches Leiden zu denken.

Die Kranke wird der Frauenklinik überwiesen, wo eine Retroflexio uteri konstatiert wird. Es wird der Uterus reponiert und ein Ring eingelegt. Der Erfolg dieses Eingriffes war ein frappanter. Schmerzen und Urinbeschwerden verschwanden wie mit einem Schlage und blieben dauernd fort.

Der retroflektierte Uterus hatte den Ureter komprimiert oder abgeknickt und eine Nierenbeckenstauung veranlasst.

Die Kranke war bisher als Hysterika traktiert worden.

29. Stud. Tr., 26 Jahre. Vor 10 Jahren wurde beim Patienten Spitzenaffektion konstatiert, die unter geeigneter Behandlung zurückging.

Seit einigen Monaten treten zuweilen beim Urinieren heftige Schmerzen ein, die bald wieder vergehen. In letzter Zeit leichte Schmerzen hinten links unterhalb der Skapula.

Status: Lungen ohne Befund. Temperatur 37,6°. Links lumbaler Sukkussionsschmerz und Psoasschmerz. Urin klar, ohne Albumen. Urobilin $+$. Sediment gelatinös, enthält 20—30 Leukozyten im Gesichtsfelde und Erythrozyten in mässiger Zahl. Die Aussaat des Sediments auf Agar und Bouillon zeigt kein Bakterienwachstum.

Zystoskopisch wird Blase gesund befunden. Nephrographie: Kein Konkrement. Der Uretheren- und Nierenbeckenkatheterismus ergibt eine Harnretention im linken Nierenbecken, also Nierenbeckenerweiterung.

Der aus dem Nierenbecken entnommene Harn erweist sich bei dem Tierexperiment als steril, keine Tuberkelbazillen, Temperaturmessungen innerhalb einer Woche ergeben normale Temperaturen, nur an einem Abend ist Temperatur 37,6°.

Es handelte sich also hier um eine nicht infizierte Nierenbeckendilatation aus unbekannter Ursache.

Nach Urotropin, Hitzeapplikation und Bettruhe wird der Harn normal, es verschwinden Leukozyten, Erythrozyten, gelatinöses Sediment und Urobilinurie.

30. Stud. St., 23 Jahre. Seit 2 Tagen Schmerzen in der linken Seite.

Status: Links lumbaler Sukkussionsschmerz, Psoasschmerz, jedoch ist die Lumbalgegend nicht druckschmerzhaft.

Im klaren, eiweissfreien Urin 4—5 Erythrozyten im Gesichtsfeld und wenige Leukozyten.

Ich stelle die Diagnose einer linksseitigen Nierenbeckenaffektion.

Der Kranke wurde von mir nicht mehr gesehen, doch habe ich von Dr. Burchardt-Rostock später erfahren, dass der Kranke bald nachher eine heftige Hämaturie gehabt hat, die unter geeigneter Behandlung gdschwunden ist. Die von Dr. Burchardt vorgenommene Nephrographie hat grosse Konkremente links ergeben, die er als verkalkte Drüsen ansprach.

Jedenfalls zeigt der Fall, dass der lumbale Sukkussionsschmerz auch ohne Druckschmerzhaftigkeit der Gegend auslösbar ist und hauptsächlich, dass die wenigen Erythrozyten im Sediment die Vorboten einer Hämaturie waren.

In den drei folgenden Fällen handelte es sich nicht um Erkrankung der oberen Harnwege. Ich bringe die Fälle aber wegen ihres differential-diagnostischen Interesses.

31. Ga. 10 Wochen vor der ersten Vorstellung traten gegen Abend heftige Schmerzen im Epigastrium ein, gleich nach dem Abendessen Erbrechen, ohne dass die Schmerzen danach geringer wurden. Die Schmerzen dauerten die ganze Nacht an, und gleich nach dem Kaffee trat wieder Erbrechen ein. Seit der Zeit beständige Schmerzen Tag und Nacht, oft Erbrechen gleich nach dem Essen. Stuhl regelmässig, Urinieren ohne Beschwerden. Die Schmerzen sitzen meist im Epigastrium, doch zuweilen spürt der Kranke Schmerzen auch im Rücken.

Die Untersuchung des Kranken ergibt einen schwachen Sukkussionsschmerz in der rechten Lumbalgegend, einen starken Sukkussionsschmerz in der Gallenblasengegend, keinen Psoasschmerz weder rechts noch links, keinen lumbalen Sukkussionsschmerz links.

Urin vollständig ohne Befund.

Die Magenfunktionsprüfung ergibt normale sekretorische und motorische Verhältnisse. Im Stuhl keine okkulte Blutung.

Es fragt sich nun, bezieht sich der rechte lumbale Sukkussionsschmerz auf ein Gallenblasenleiden, was wegen des fehlenden Psoasschmerzes und wegen des Sukkussionsschmerzes in der Gallenblasengegend wahrscheinlicher ist oder doch auf die Niere.

Die Röntgenaufnahme der Niere deckt kein Konkrement auf. Ist dieser negative Befund auch nicht beweisend, so ist doch anzunehmen, dass eine Gallenblasenaffektion vorliegt, zumal der Urin vollständig ohne Befund ist.

Während des mehrwöchigen Krankenhausaufenthaltes — wo aber der Abteilungsarzt den Schmerz in der Gallenblasengegend unbeachtet lässt — bleiben die Schmerzen nach wie vor bestehen, doch konnte ich nach einiger Zeit beim Besuchen des Kranken auf der Abteilung konstatieren, dass der lumbale Sukkussionsschmerz ganz vergangen war, der Gallenblasenschmerz jedoch noch vorhanden war.

Leider wurde der Kranke entlassen, ohne dass ich ihn wieder zu sehen bekam.

Der Fall zeigt, dass ich keineswegs beim Nachweis eines lumbalen Sukkussionsschmerzes blindlings eine Affektion des Nierenapparates annehme, und dass auch diejenigen, die das Phänomen nachprüfen wollen, dasselbe mit der nötigen Kritik tun sollen.

32. Fräulein Mu. wird von einem Arzt wegen Appendizitis in die Poliklinik geschickt.

Der Mac Burneysche Punkt ist schmerzhaft, der Psoas ist in dieser Gegend ebenfalls druckschmerzhaft. Das Cökum ist stark gefüllt und imponiert als Resistenz, ist aber glatt und lässt Gurrgeräusche hören. Auf dem Psoas ist die Pars coecalis ilei palpierbar und auch unterhalb derselben der Wurmfortsatz, welcher aber auf Druck nicht schmerzhafter ist als der Psoas nebenbei. Cökum und Pars coecalis ilei lassen sich leicht nach oben verschieben, ohne dass Schmerzen dabei geäussert werden.

Dieser letztere Umstand, die normalen Eigenschaften des Cökums und das Fehlen irgendeiner anderen Resistenz schienen mir gegen Appendizitis zu sprechen. Der naheliegende Gedanke, dass es eine durch eine Nierenbeckenaffektion verursachte Pseudoappendizitis wäre, wurde dadurch wieder verdrängt, dass die obere Partie des Psoas nicht schmerzhaft war, und dass kein lumbaler Sukkussionsschmerz vorhanden war.

Da aber die Kranke zwecks Operation einer Appendizitis geschickt worden war, wurde sie auf die chirurgische Klinik gelegt.

Die dort vorgenommene gynäkologische Untersuchung zeigte, dass eine Salpingitis vorhanden war.

Die in der Frauenklinik vorgenommene Operation, bei welcher die Tube entfernt wurde, bestätigte, dass der Wurmfortsatz vollständig gesund war.

Dieser Fall zeigt, dass bei Abwesenheit von Sukkussionsschmerz, roten Blutkörperchen im Urin und Schmerzlosigkeit des Psoas in den oberen Partien, ein in den unteren Partien vorhandener Psoasschmerz nicht auf eine Affektion des Nierenapparates bezogen werden darf, sondern bei Fehlen einer Appendizitis auf ein gynäkologisches Leiden.

Dieser Fall beweist ferner meine so oft genannte Ansicht, dass die Palpierbarkeit des Wurmfortsatzes nicht von einer Erkrankung desselben abzuhängen braucht.

33. Frau Pa., 46 Jahre. Vor 9 Jahren hatte die Kranke mehrere Wochen lang Schmerzen im Rücken, ohne jetzt aber genauer den Ort und die Art der Schmerzen angeben zu können.

1910 im Herbst und Winter traten wieder Schmerzen rechts unterhalb des Schulterblattes auf und in der Ileocökalgegend. Es wurde der Schmerz in einer Universitätspoliklinik als hysterisch angesehen wegen des „Habitus hystericus“ und wegen der Ovarialdruckschmerzen.

1912 im Herbst wiederholten sich die Schmerzen im Rücken, es wurde wieder Hysterie diagnostiziert.

Seit April 1913 bestanden Schmerzen rechts unterhalb der Skapula, von dort ziehen sich die Schmerzen nach vorn auf die rechte Seite des Leibes. Die Kranke wurde seit der Zeit in einer Unrversitätspoliklinik elektrisiert, doch ohne Erfolg.

Ende Mai fand ich eine starke Druckempfindlichkeit nicht nur der Stelle rechts unterhalb der Skapula, sondern auch der ganzen unteren rechten Thoraxpartie hinten, seitlich und vorne, gleichzeitig war die Haut auf Berührung schmerzhaft. In gleicher Weise war eine Druckschmerzhaftigkeit der Bauchdecken der rechten Abdominalhälfte sowohl im Hypogastrium als auch im Hypochondrium vorhanden. Der Mac Burneysche Punkt war schmerzhaft, auch die Gallenblasengegend war sowohl auf Druck als auch auf Sukkussion schmerzhaft, auch wenn man die Bauchdecken sich anspannen liess. Auch im linken Epigastrium und in der Mitte des Epigastriums war Druckschmerzhaftigkeit vorhanden. Die Muskeln der rechten Bauchhälfte waren gespannt. Der grossen Hautschmerzhaftigkeit und der Spannung der Muskeln wegen liess sich eine unzweideutige Prüfung des Psoasschmerzes rechts nicht vornehmen. Der linke Psoas war nicht druckschmerzhaft. Rechts war lumbaler Sukkussionsschmerz vorhanden. Der Urin war ohne Befund. Ich verordnete Tinct. Opii sechsmal täglich 10 Tropfen.

Nach 2 Tagen waren keine subjektiven Schmerzen mehr vorhanden, auch auf Druck war nirgends mehr Schmerz auszulösen, die Bauchdecken waren rechts nicht mehr gespannt, und nur allein die Gallenblasengegend war druckschmerzhaft, auch war daselbst starker Sukkussionsschmerz vorhanden. Es war jetzt eine Nephroptose dritten Grades zu konstatieren, die Niere selbst war nicht druckschmerzhaft, aber wenn man die Niere stark herunterzog, wurde ein Schmerz im Epigastrium angegeben. Der lumbale Sukkussionsschmerz liess sich rechts nicht mehr nachweisen. Opium wurde jetzt auf 2 Tage ausgesetzt, worauf die Patientin angab, dass sie in diesen 2 Tagen keine Schmerzen gespürt hätte. Auch jetzt war nur die Gallenblasengegend druckschmerzhaft und schmerzhaft auf Sukkussion. Auch jetzt war die Niere selbst nicht schmerzhaft, beim Herabziehen der Niere wurde ein Schmerz im Epigastrium angegeben.

Es wurden jetzt heisse Applikationen auf die Lebergegend verordnet, mit dem Erfolg, dass innerhalb einer Woche die Schmerzen ganz vergingen und auch nach 6 Wochen nicht wieder gekommen waren.

Epikrise: Der Fall zeigt, dass dort, wo sehr ausgebreitete Schmerzen vorhanden sind, durch Narkotika die Schmerzzone so eingeengt wird, dass nunmehr nur noch ein begrenzter, dem schmerzerzeugenden Organ entsprechender — in diesem Fall die Gallenblasengegend — Schmerzpunkt zurückbleibt.

Schlusssätze.

1. Nierenbeckenleiden sind bedeutend häufiger als man glaubt, und besonders beim weiblichen Geschlecht stellen sie eine eminent häufige Krankheit dar.

2. Ueberaus häufig verlaufen Nierenbeckenleiden unter vollständig atypischen subjektiven Symptomen, welche Appendizitis, Rheumatismus, Ischias, Bauchdeckenneuralgie, Ulkus, Darmkatarrh, Hysterie, Neurasthenie, Blasenkatarrh usw. vortäuschen. Diese maskierten Formen werden in der Regel nicht erkannt.

3. Zu diesen Nierenbeckenleiden zählen in erster Linie die von einer Nephroptose oder der weiblichen Genitalsphäre abhängige Harnstauung mit Dilatation des Nierenbeckens und dann die Pyelitis. Seltener ist die Nephrolithiasis, obwohl letztere in ihrer Häufigkeit grosse regionäre Verschiedenheit zeigt. In Mecklenburg scheint die Nephrolithiasis viel seltener zu sein als an anderen Orten.

4. Die Pyelitis ist nur in einem Teil der Fälle eine eitrige, sehr oft ist der Harn klar und nur eine ganz unbedeutende, oft unbeachtet bleibende Menge von pathologischen Formelementen, wie Leukozyten oder Erythrozyten oder pathologisch veränderte Epithelien zeigen eine Erkrankung der Harnwege an. Albumen fehlt in solchen Fällen vollständig.

5. Bei Nephrolithiasis sind rote Blutkörperchen meist der einzige, aber regelmässige pathologische Befund im Sediment; aber auch bei anderen Nierenbeckenleiden, und auch bei albumenfreier Nephritis finden wir gelegentlich weiter nichts als einige rote Blutkörperchen im Sediment. Dem Befund auch weniger roter Blutkörperchen ist immer eine pathologische Bedeutung beizumessen (Minimalblutung, okkulte Hämaturie).

6. Einem Kliniker oder Arzt, der das Sediment nur dann zu untersuchen pflegt, wenn Albumen im Harn vorhanden ist, oder der Harn stark trübe ist, entgehen diese pathologischen Harnelemente. Prinzipiell muss die Sedimentuntersuchung auch dann gemacht werden, wo Albumen fehlt und der Urin klar ist.

7. Ein gallertiges Sediment ist das Zeichen einer Nierenbeckenaffektion.

8. Das objektive Zeichen einer infektiösen Erkrankung der oberen Harnwege ist eine **Bakteriurie**, und zwar nicht nur eine **manifeste**, durch trüben Harn charakterisierte, sondern auch eine **latente**, wo der Harn klar erscheint, wo aber aus dem Sediment durch das Kulturverfahren eine Infektion der Harnwege nachgewiesen werden kann.

9. Genannte Leiden können ausserdem oft durch Nephrographie (bei Stein), durch Pyelographie und Ureterenkatheterismus (bei Dilatation des Nierenbeckens und Pyelitis) nachgewiesen werden.

10. Bei weitem, nicht bei allen sich an den Arzt oder Kliniker wendenden Kranken kann eine bakteriologisbhe Untersuchung des Harns, eine Zystoskopie, Pyelographie oder Nephrographie ausgeführt werden und eine Sedimentuntersuchung des Harns wird in Kliniken nicht bei allen Kranken durchgeführt. Andererseits sind die subjektiven Beschwerden aber oft so wenig auf ein Nierenbeckenleiden hinweisend, dass an alles andere eher gedacht wird, als eine Erkrankung der oberen Harnwege, und dass daher die genannten Untersuchungsmethoden unterlassen werden, trotzdem sie am Platze wären.

11. Der lumbale Sukkussionsschmerz und der Psoasschmerz, besonders wenn sie einseitig auftreten, weisen nun auf irgendeine Erkrankung der oberen Harnwege hin, deren Art gelegentlich schon durch durch die genaue Sedimentuntersuchung des Harns aufgedeckt wird, in anderen Fällen aber erst durch die obengenannten komplizierten Untersuchungsmethoden. Der lumbale Sukkussionsschmerz und der Psoasschmerz geben uns also die Richtung für die weiteren Untersuchungen an.

Jedenfalls ist auch dort, wo, wie es oft in der ambulatorischen Praxis der Fall ist, eingehendere klinische Untersuchungen nicht möglich sind, der Sukkussionsschmerz und Psoasschmerz von grosser Wichtigkeit, sofern er es verhütet, dass bei zweifellosen Nierenbeckenerkrankungen andere falsche Diagnosen gestellt werden und Behandlungen, die gegen Ulkus, Ischias, Rheumatismus, Hysterie usw. gerichtet sind, begangen werden oder gar eine Appendizitisoperation ausgeführt wird. Diese Schmerzzeichen lassen uns dann gleich den auf den Harnapparat gerichteten therapeutischen Weg gehen, und wenn wir auch im gegebenen Fall im unklaren bleiben, ob es sich beispielsweise um Stein oder Nierenbeckendilatation handelt, so ist diese Unklarheit doch nicht so schwerwiegend wie obengenannte Fehldiagnosen. Wir können durch therapeutische Experimente bald das Richtige treffen.

Auch bei gewissen Nephritiden kann Sukkussionsschmerz ausgelöst werden.

12. Die Medizin ist kein aristokratisches Gebiet menschlischer Kunst, sondern ein durch und durch demokratisches, wenigstens sollte sie es sein. Die Entwicklung der heutigen Medizin geschieht aber in einer Richtung, durch welche sie aristokratisiert wird. Denn immer weniger

wird das, was heute in den Kliniken gelehrt und geübt wird, der Allgemeinheit der Aerzte und Kranken zugänglich.

Die von mir empfohlenen einfachen und jedem zugänglichen Handgriffe und Untersuchungen sind ein Beitrag zur Demokratisierung der Medizin.

Nicht im Röntgenapparat liegt das Heil der Allmenschheit, — denn, wie His sagt, ist der Röntgenapparat in der Westentasche noch nicht erfunden — sondern in der Hand des Arztes.

Nachtrag: Ein Beitrag zur Latenz selbst hochgradiger Nierenbeckenaffektionen ist ein von mir beobachteter Fall. Der 26 jährige Matrose hatte eine mannskopfgrosse Geschwulst unter dem linken Rippenbogen, die bis zur Mittellinie reichte und im Epigastrium bis 4 Querfinger unter den Processus xiphoideus heranreichte. Der Kranke hatte nie an Urinbeschwerden gelitten, nie irgendwelche Schmerzen in der Nierengegend gespürt. Nur in letzter Zeit klagte der Kranke über Druck im Epigastrium nach dem Essen und beim Arbeiten. Die in der Rostocker chirurgischen Klinik ausgeführte Operation deckte eine kolossale Hydronephrose auf. In Uebereinstimmung mit dieser Beobachtung berichtet auch Israel über Fälle von Hydronephrose, die vollständig latent verliefen.

Literatur.

1) Ahlbeck, Zeitschr. f. Geb. u. Gyn. Bd. 60. — 2) Albu, Deutsche med. Wochenschr. 1912. Nr. 22. — 3) Arndt, Virchows Archiv, Bd. 78. — 4) Arnold, Ebenda. 1871. Bd. 58. — 5) Asch, Zeitschr. f. Geb. u. Gyn. 1907. Bd. 60. — 6) Baumgarten, Mikroorganismen. — 7) Biedl u. Kraus, Arch. f. exp. Path. u. Pharmak. 1896. Bd. 37. — 8) Blum, Wiener klin. Wochenschr. 1907. Nr. 40. — 9) Brian, Arch. f. klin. Med. Bd. 106. — 10) Casper, Deutsche med. Wochenschr. 1912. Nr. 35. Berliner klin. Wochenschr. 1906. Nr. 39. Wiener med. Wochenschr. 1911. Nr. 37. — 11) Chauffart, Pathol. générale et sémiol. du foie. Paris 1901. — 12) Clairmont u. Haberer, Mitteil. a. d. Grenzgeb. 1910. Bd. 22. — 13) Conradi, Münch. med. Wochenschr. 1909. Nr. 26. — 14) Cohn u. Reiter, Berliner klin. Wochenschr. 1913. Nr. 10 u. 11. — 15) Cornelius, Die Nervenpunktlehre. Leipzig, G. Thieme. — 16) Curschmann, zit. nach Kuttner. — 17) Dawidow, Ueber einen Schleimkörper im Harn. Le physiologiste russe. Bd. 5. Herausgeg. von Morochowetz. — 18) Denck, Beitr. z. klin. Chir. Bd. 84. — 19) de Quervain, Revue med. de la Suisse romande. 1913. Bd. 23. — 20) Ehrhardt u. Garree, Chirurgie der Niere. Berlin, S. Karger. — 21) Escherich u. Pfaundler, Das Bact. coli commune. Kolle-Wassermanns Handbuch. — 22) Ewald, Die Appendicitis larvata. Arch. f. klin. Chir. Bd. 60. — 23) Fairschild, Journ. of americ. associat. 1910. 25. Juli. — 24) Franke, Münch. med. Wochenschr. 1911. Nr. 43. — 25) Friedreich, Virchows Archiv. Bd. 41. — 26) Gad, du Bois-Reymonds Archiv. 1878. — 27) Garnier u. Simon, Presse médicale. 1909. T. 15. — 28) Greiffenhagen, Arch. f. klin. Chir. 1894. Bd. 48. — 29) Gumprecht, Arch. f. klin. Med. Bd. 94. — 30) Guyon, Vorlesungen über die Erkrankungen des Harnapparates (französisch). — 31) Hartmann, Ergebn. d. Geb. u. Gyn. 2. Jahrg. 1. Abt. — 32) Th. Hausmann, Die Palpation des Appendix und die Appendicitis larvata. Berliner klin. Wochenschr. 1905. Nr. 7. — 33) Derselbe, Das Coecum mobile.

Ebenda. 1904. Nr. 44. — 34) Derselbe, Die methodische Intestinalpalpation.
Berlin 1910, S. Karger. — 35) Derselbe, Die Psoaspalpation und der Psoasschmerz.
Münch. med. Wochenschr. 1913. Nr. 45. — 36) Derselbe, Der Urobilinnachweis
mittels Kupfersulfat. Deutsche med. Wochenschr. 1913. Nr. 8. — 37) Derselbe,
Ueber Urobilin und seinen Nachweis. Zeitschr. f. exp. Path. u. Therapie. Bd. 13. —
38) Head, Die Sensibilitätsstörungen der Haut bei Viszeralerkrankungen. Berlin 1898.
— 39) Heubner, zit. n. Meyer-Betz. — 40) Hess, Mitteil. a. d. Grenzgeb. Bd. 26.
— 41) Hofbauer, Ein Fall von unilateraler Nierenblutung. Grenzgeb. Bd. 5. — 42)
Hohlweg, Münch. med. Wochenschr. 1913. Nr. 26 u. 27. — 43) Jacob, Arch. f.
klin. Med. Bd. 97. — 44) Jolly, Ureterenkompression. Volkmanns Sammlung.
547/48. — 45) Israel, Die chirurgische Erkrankung der Niere. Mitteil. a. d. Grenzgeb. — 46) Derselbe, Arch. f. klin. Chir. 1900. Bd. 64. — 47) Derselbe,
Chirurgische Klinik der Nierenerkrankungen. — 48) Karo, Klinik der Nierenstein-
krankheiten. Albus Samml. Halle, F. Marhold. — 49) Kast, Berliner klin. Wochen-
schrift. 1906. Nr. 31 u. 32. — 50) Kehrer, Zeitschr. f. gynäkol. Urol. 1911. Bd. 2.
— 51) Kermauer, Ebenda. Bd. 2. — 52) Derselbe, Latente Pyelonephritis. Wiener
med. Wochenschr. 1911. Nr. 5. — 53) Klemperer, Deutsche med. Wochenschr.
1897. — 54) Klienenberger, Berliner klin. Wochenschr. 1913. Nr. 22. — 55) Koch,
Zeitschr. f. Hygiene. Bd. 60—62. — 56) Kölliker, Zeitschr. f. wiss. Zool. VII. —
57) Kornfeld, Die Bakteriurie. Wien u. Leipzig, F. Deuticke. — 58) Körte, Beitr.
zur Chirurgie der Gallenwege. 1903. — 59) Küster, Chirurgie der Niere. Stuttgart,
F. Enke. — 60) Kuttner, Abdominale Schmerzanfälle. Albus Samml. Halle, F. Marhold. — 61) Langenbeck, Handbuch der Anatomie. — 62) Langstein, Die Pyelo-
zystitis im Kindesalter. Jahreskurse f. ärztl. Fortbild. 1913. Juni. — 63) Lav-
dowski, Virchows Archiv. 1884. Bd. 97. — 64) Lavels, Münch. med. Wochenschr.
1888. — 65) Lehmann, Zentralbl. f. Bakt. Bd. 7. — 66) Lenhartz, Münch. med.
Wochenschr. 1907. Nr. 16. — 67) Derselbe, Die septischen Erkrankungen. Noth-
nagels Handbuch. Bd. 3. Abt. 4. — 68) Lentzmann, Die Perityphlitis. 1911. —
69) Leguen, Annales des maladies d'origines gen. urin. 1891. — 70) Lindemann,
Deutsche Zeitschr. f. Chir. 1913. Bd. 120. — 71) Liefschütz, Zur Kenntnis der
Pyelitis. Inaug.-Diss. Berlin 1908. — 72) Mackenzie, Die Krankheitssymptome.
1910. — 73) Mankiewitsch, Med. Klinik. 1908. Nr. 37. — 74) Maragliano u.
Cartellini, diese Zeitschr. 1892. Bd. 21. — 75) Markus, Berliner klin. Wochenschr.
1911. Nr. 17. — 76) Marwedel, Beitr. z. klin. Chir. Bd. 24. — 77) Mentzer,
Beitrag zur Aetiologie der chronischen Nephritis. Charité-Annalen. Bd. 27. — 78)
Mirabeau, Zeitschr. f. gynäkol. Urol. Bd. 1.—Münch. med. Wochenschr. 1910. Nr. 23.—
79) F. Müller, Diskussion zum Vortrag von Lenhartz auf der Naturforscherver-
sammlung 1906. — 80) Meltzer, New York med. Journ. 1902. — 81) Meyer-Betz,
Deutsches Arch. f. klin. Med. Bd. 105. — 82) Meyer u. Petersen, Urolog. Jahres-
bericht von Kollmann-Jakoby. 1911. — 83) Neisser, zit. n. Hess. — 84) Nötzel,
Beitr. z. klin. Chir. Bd. 74. — 85) Opitz, Zeitschr. f. Geb. u. Gyn. 1905. Bd. 55. —
86) Oppenheimer, Zeitschr. f. chir. Urologie. Bd. 1. — 87) Padua, Rivista crit.
di clin. med. 1904.— 88) Pal, Wiener med. Wochenschr. 1911. Nr. 37. — 89) Pässler,
Kongress f. innere Med. 1909 u. 1911. Münch. med. Wochenschr. 1913. Nr. 47. —
90) Posner, Diagnostik der Harnkrankh. 1894. — 91) Porges, Klin. ther. Wochen-
schrift. 1913. Nr. 12. — 92) Pasteau, zit. n. Mankiewitsch. — 93) Posner,
Berliner klin. Wochenschr. 1895. — 94) Pousson, Semaine médicale chir. 1898. —
95) Preyer, Virchows Archiv. Bd. 20 u. 30. — 96) Quincke, Pflügers Archiv.
Bd. 19. — 97) Rach u. Renon, zit. n. Langstein. — 98) Räder, Med. Klinik.
1913. — 99) Richter, Arch. f. Hygiene. Bd. 12. — 100) Riebold, Deutsche med.
Wochenschr. 1906. Nr. 11 u. 12. — 101) Rolly, Münch. med. Wochenschr. 1909 u.
1910. — 102) Rovsing, Die Pyelonephritis. Jena. Fischer. — Zentralbl. f. Krankh. d.

Harn- u. Geschlechtsorgane. 1898. IX. — 103) Scheidemandel, Deutsche med. Wochenschr. 1908. Nr. 31. — 104) Derselbe, Die infektiöse Erkrankung der Nieren und Harnwege. Würzburger Abhandl. 1903. — 105) Schickele, Arch. f. Gyn. Bd. 98. — 106) Schlesinger, Deutsche med. Wochenschr. 1906. Nr. 44. — 107) Schlayer, Kongr. f. innere Med. 1910. — 108) Schmidt, R., Schmerzphänomene. 1910. 2. Aufl. — 109) Schultze, Archiv f. mikrosk. Anat. 1. — 110) Senator, Berliner klin. Wochenschr. 1891 u. 1910. — 111) Sieber, Zeitschr. f. gynäkol. Urol. Bd. 3. — 112) Sippel, Deutsche med. Wochenschr. 1912. Nr. 24. — 113) Sternberg, Wiener klin. Wochenschr. 1901. Nr. 6. — 114) Stöckel, Zeitschr. f. gynäkol. Urol. Bd. 1. — 115) Tietze, Berliner klin. Wochenschr. 1912. Nr. 2. — 116) Tuffier, Indep. med. 1899. — 117) Ultzmann, Eulenburgs Realenzyklopädie. 1881 (zit. n. Gumprecht). — 118) Voelcker u. Lichtenberg, Münch. med. Wochenschr. 1908. — 119) Voelcker, Zeitschr. f. chir. Urol. Bd. 1. — 120) Volhardt, Kongr. f. innere Med. 1910. — 121) Weisker, Schmidts Jahrbücher. Bd. 129. — 122) Wulff, Berliner klin. Wochenschr. 1908. Nr. 5. — 123) Wyssokowitsch, Zeitschr. f. Hygiene. Bd. 91. — 124) Zinn, Therapie d. Gegenw. 1912. April. — 125) Zinner, Wiener med. Wochenschr. 1911. Nr. 38. — 126) Zuckerkandl, Ebenda. 1905. Nr. 4.